人文科普 —探询思想的边界—

# SCURVY

HOW A SURGEON, A MARINER, AND A
GENTLEMAN SOLVED THE GREATEST MEDICAL
MYSTERY OF THE AGE OF SAIL

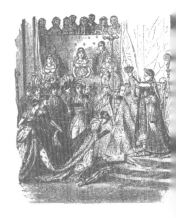

STEPHEN BOWN

# 坏血病

[加] 斯蒂芬·鲍恩 著

潘驿炜 译

李远达 审校

一段 **跌宕起伏**的 **医学发现史**

中国社会科学出版社

图字：01-2021-2950 号
图书在版编目（CIP）数据

坏血病：一段跌宕起伏的医学发现史/（加）斯蒂芬·鲍恩
著；潘驿炜译．—北京：中国社会科学出版社，2023.7
（鼓楼新悦）
书名原文：SCURVY：HOW A SURGEON, A MARINER, AND
A GENTLEMAN SOLVED THE GREATEST MEDICAL MYSTERY OF
THE AGE OF SAIL
ISBN 978-7-5227-1829-3

Ⅰ.①坏… Ⅱ.①斯… ②潘… Ⅲ.①维生素 C 缺乏病—医
学史—世界 Ⅳ.①R591.43-091

中国国家版本馆 CIP 数据核字（2023）第 087807 号

| | |
|---|---|
| 出 版 人 | 赵剑英 |
| 项目统筹 | 侯苗苗 |
| 责任编辑 | 沈 心 朱悠然 |
| 责任校对 | 冯英爽 |
| 责任印制 | 王 超 |

| | |
|---|---|
| 出 版 | 中国社会科学出版社 |
| 社 址 | 北京鼓楼西大街甲 158 号 |
| 邮 编 | 100720 |
| 网 址 | http://www.csspw.cn |
| 发 行 部 | 010-84083685 |
| 门 市 部 | 010-84029450 |
| 经 销 | 新华书店及其他书店 |

| | |
|---|---|
| 印刷装订 | 北京君升印刷有限公司 |
| 版 次 | 2023 年 7 月第 1 版 |
| 印 次 | 2023 年 7 月第 1 次印刷 |

| | |
|---|---|
| 开 本 | 880×1230 1/32 |
| 印 张 | 8.5 |
| 字 数 | 168 千字 |
| 定 价 | 65.00 元 |

# 目　录

# 中文版序

几个世纪以来，可怕的坏血病蹂躏着世界各地的水手。在出海的航船上，它制造的惨象令人闻风丧胆：许多好端端的人惨死于人体组织的分崩离析，他们乌黑的牙龈流着血，陈旧的伤口再次迸裂，长好的断骨再次断开，伴随高热不退和胡言乱语。这些症状令人畏惧，因为时人不但未能找到治疗的方法，而且在已经充分了解发病过程的情况下，对这种病的起因却依然一头雾水。

不论是胆大妄为的江湖骗子，还是善心驱使下的医生和研究者，都渴望找到治疗坏血病的良方，好借此名声大噪，并在职业发展方面更上一层楼。这必然导致众多庸医疗法大行其道。水手们得到的建议有往开放伤口上涂水银药膏、饮用海水或盐酸，以及服下或涂抹各式各样价格不菲且毫无作用的调制药、酊剂、补剂和药膏。在一项脱醇啤酒的专利得到推广的同时，水手的工作负荷及被体罚的次数也在增加——当时有理论认为坏血病是懒惰引起的。

坏血病默不作声地屠戮水手，它在数百年里夺去的生命比战斗、风暴和船难加在一起还要多，改写了远洋探险和无数海战的进程。它是名副其实的海上瘟神，对病因和潜在疗法的找寻难倒了为遏止病症侵袭殚精竭虑的医生、随船军医和海军管理层。故事从三名有着不同于主流医学观念的特立独行者的生活展开，三人的职业生涯在18世纪末有所重叠，他们在此期间改变了关于疾病及科学自身的对话。他们是苏格兰军医詹姆斯·林德（James Lind）、著名的航海家詹姆斯·库克（James Cook）和出身贵族的医生吉尔伯特·布兰（Cilbert Blane）爵士，一般认为，在拿破仑战争中将柠檬和酸橙汁引入英国皇家海军标准配给的举措应归功于他们三人。

从现代观点看，医治坏血病的良方似乎再明显不过，那就是从柑橘类水果或新鲜食物中摄取维生素 C。然而从18世纪的认识出发，根治坏血病绝非易事。四体液（黑胆汁、黄胆汁、黏液和血液）和维持体液平衡的学说仍然令医生着迷。没人考虑过膳食问题，因为水手已经摄入充足的热量。更何况，权威思想家在个人世界观和流行的理解范式中故步自封，他们抵制变革，对新观念满腹狐疑。

坏血病的攻克是个来自真实生活的医学解谜故事，它在现代医学呼之欲出的时代上演，经验方法正逐步取代超自然和毫无根据的理论。现代社会仍然不乏各种病毒大流行，数百万生命逝去，人与人之间产生了深深的鸿沟。关于什么才是遏止病毒流行的最佳手段，人们激辩不休。一些人对自己选定的科学事实的可靠性深信不疑，并且对不同意见加以斥责和贬损，称其"反科学"。在许多人的心目中，部落主义和迷信观念已经取代了科学方法，公共政策领域尤甚，如同回到了坏血病的时代。由于可验证事实的缺位，许多人加紧提供"替代性"事实，因为要提供确切无偏的数据并拿出解决方案需要时间。即使在当下这个医学认识、流程和技术高度成熟的时期，有时候我们似乎还是得争分夺秒，在社会因恐惧和分歧而自我毁灭之前，找出解决之道。代价是高昂的，在几个世纪以前的拿破仑战争时期，力图阻止坏血病的英国皇家海军正是殷鉴。

斯蒂芬·鲍恩

# 序幕：医学的疑团

坏血病（Scurvy），是一种因维生素 C 缺乏而引起的疾病，症状包括牙龈肿痛出血、皮肤瘀斑和身体虚弱[1]。在水手只有面包和腌肉可吃的时代，坏血病曾与他们如影随形。英文"Scurvy"一词既可以作名词指代这种病，也可以作形容词，意指"低微的、刻薄的、卑劣的"。

虚弱不堪的阿瑟·詹姆斯（Arthur James）没法攀爬桅杆和绳索了，就连搬运绳子或修理破帆这样的活儿他都派不上用场。甲板之下，他不情愿地接受了安排，钻进满是吊床的船舱深处。从暗处袭来的疾病已经把这里的人折磨得奄奄一息，詹姆斯成了他们中的一员。状况最糟糕的患者蜷曲在自己的吊床里，痛苦得龇牙咧嘴，随着船的航行来回摇摆。他们形容枯槁、高烧不退、精神恍惚、意识不清，他们的皮肤就像遍布墨点的纸片。在煎熬和绝望中，他们丧失了对周遭一切的兴趣，心中只有阴郁。他们在寥寥数盏昏暗的

---

[1]　人们有时会混淆坏血病与败血症（Septicemia），但实际上它们是不同的疾病。败血症是指病菌侵入血液循环系统，生长繁殖、产生毒素造成的急性全身性感染。（本书脚注未加说明均为译者注）

油灯下呻吟，咬牙等待着这种最凶险的航海疾病引来死神。有的人大声哭号是因为寒冷，还有的是因为饥饿与口渴。他们的口腔满目疮痍，根本吃不了东西——肿胀的牙龈呈褐色的海绵状，牙齿松动，摇摇欲坠。急促的呼吸声在他们的胸腔中回荡，他们的眼睛里则仅剩呆滞和迷离。

很快，死神开始光顾詹姆斯的同伴们。按说在抛他们下海之前，要先把他们的遗体装进吊床缝起来，再给他们安排一场像样的告别。可是死者人数之多，船上的人力捉襟见肘。僵硬萎缩的遗体被他们生前的同伴遗弃在臭气熏天的下层船舱里，呈现出青紫色，已经有老鼠来啃咬了。还有些死者就四仰八叉地躺在甲板上，直到有人来把他们推到海里去。当这艘船跌跌撞撞地驶入位于智利外海的圣费尔南德斯岛（San Fernandez Island）的安全港时，被它抛在身后随波逐流的尸体已经有一长串了。在港口，幸存的船员们最渴望的东西就是新鲜的水果和蔬菜。

1741 年，乔治·安森准将（George Anson）[1] 的旗舰百夫长号（Centurion）为袭扰航行在太平洋的西班牙人绕过了合恩角（Cape Horn）。在这次远航中，有数百人因为可怕的坏血病日渐虚弱、不幸殒命，阿瑟·詹姆斯正是其中一员。一年前从朴次茅斯

---

[1] 乔治·安森准将（1697—1762 年），英国皇家海军将领。1740—1744 年，安森率领舰队完成环球航行，并曾抵达中国。

（Portsmouth）[1] 起锚的，是搭载着近 2000 人的五艘军舰和一艘单桅帆船，可最后只有大约 200 人回到了家乡。一去不复返的人当中，大多数都死于令人胆寒的坏血病。安森远航的遭遇被视为有史以来最惨痛的海上医疗灾难之一，此事令英国公众感到愤怒和震惊，并引发了海军对损失昂贵军舰的恐慌情绪。这一事件还开启了英国坏血病研究的黄金时代，到 18 世纪结束前，即便人们尚未完全理解坏血病的奥秘，却也能在临床上治愈它了。

风暴、海难、冲突和其他所有疾病加起来制造的海上死亡数字都难与坏血病相匹敌。据历史学家保守估计，在风帆时代（Age of Sail）——从哥伦布横跨大西洋，到 19 世纪中叶蒸汽机进一步发展并应用于船舶——有超过 200 万名水手被坏血病夺去了生命。坏血病就像一名忠实的旅途伙伴，然而它会惹人恼火，有时候还异常凶残。从雅克·卡蒂埃（Jacques Cartier）、瓦斯科·达伽马（Vasco da Gama）到弗朗西斯·德雷克（Francis Drake）[2]，大发现时代的每一次重大航行中几乎都有它的身影。探险家害怕它，荷兰和英国东印度公司畏惧它，18 世纪欧洲各国的海军也是如此。一艘闪耀

---

[1] 朴次茅斯，英国东南部港口城市，英国皇家海军最古老的基地坐落于此。
[2] 雅克·卡蒂埃（1491—1557 年），法国探险家，发现并命名了加拿大。瓦斯科·达伽马（约 15 世纪 60 年代—1524 年），葡萄牙航海家、探险家，开辟了欧洲经好望角到印度的航线。弗朗西斯·德雷克（约 1540—1596 年），英国航海家、海盗，多次组织远洋航行，发现了合恩角和德雷克海峡。

着荣光的军舰从朴次茅斯或布雷斯特（Brest）[1] 慢吞吞地驶向大海时还载着超过 700 名水手，几个月后却只带着 300 名病秧子铩羽而归——没能回来的倒霉蛋在几个月的航行中惨死于"灰色杀手"的屠刀下。"杀手"利用腌猪肉、饼干和格罗格酒[2]这些单调的饮食一点一点地吞噬了水手们的生命。

坏血病造成的痛苦十分骇人，人体的结缔组织遭到破坏，造成牙龈出血、牙齿松动、呼气恶臭、贫血性嗜睡、体格虚弱、旧伤口开裂，以及已愈合的骨折再次开裂。如果不加治疗，患者只能在漫长的挣扎之后等来不可抗拒的死亡。尽管坏血病与海洋和水手联系密切，但它同样是北方国家寒冷冬天的常客，城镇受到围困或庄稼歉收的时候它也不会缺席。坏血病还会定期造访监狱——任何时候、任何地方，一旦人们赖以过活的食物里缺乏抗坏血酸，也就是维生素 C，坏血病就会降临。不过，由于水手无法在漫长的海上航行中携带富含必需维生素的新鲜食物，坏血病几乎成了他们的职业病。诚然，大多数遭遇坏血病困扰的水手通常都能逃过一劫并回归岗位，但他们往往会在海军生涯中多次患上这种病。由此产生的巨额医疗开支不说，船上人手短缺的影响也是灾难性的。

---

[1] 布雷斯特，法国西部港口城市，拥有历史悠久的优良军港。
[2] 一种在朗姆酒基础上调制的烈酒，是英国皇家海军的传统饮品。

从古希腊时代起，坏血病就一直令医生和哲人们困惑不已。希波克拉底认为所有疾病都源于黑胆汁、黄胆汁、血液和黏液这四种体液的失衡，在今天看来，以这一理论为基础的医学推理和治疗方案似乎早已落伍。那个时代最伟大的医学家们争相阐发新理论和新方案，有关坏血病的小册子足有好几十种，提出的病因也五花八门，包括污浊的蒸汽、潮湿与寒冷、黑胆汁过剩、懒惰、铜中毒、荷兰人精制盐的方法、遗传禀赋、排汗受阻，以及天罚，等等。

常见的民间疗法就像支持各种远洋航行的动机一样种类繁多、内容怪诞，施治者和远航者还有着共同的乐观情绪。典型的疗法有盐水冲洗、放血、服用硫酸或醋、给开放伤口涂水银药膏；如果相信这种病是因懈怠和懒惰而起，那么增加水手的工作量也是疗法之一。不出意料，时常有教训证明这样的"治疗"就像坏血病一样致命。然而出乎意料的是，真正管用的建议时不时还会真的冒出来，比如詹姆斯·兰开斯特（James Lancaster）[1] 在 16 世纪就曾建议患上坏血病的水手吃些柠檬。现代研究者发现，这种水果富含维生素 C。也不知怎么回事，这些实用又有效的提议要么被其他不那么奏效的观念掩盖了，要么就因为操作性差或成本过于高昂而惨遭无视。坏血病仍然无药可医，原因是人们无法理解它。

---

[1] 詹姆斯·兰开斯特（约 1554—1618 年），英国航海家和探险家，率船队执行了英国首次赴印度的航海探险活动。

由于食品保存的困难和局限，坏血病在风帆时代肆虐横行。它主要困扰着欧洲人。当时的船只已经庞大到足以支持横跨世界各大洋、持续数月甚至数年之久的远航，由于难以精确定位或担心遇袭，船只在航行期间往往很少靠岸，这时候坏血病就来了。好不容易靠岸了，水手又无法辨认当地的哪些植物有毒、哪些植物可以食用。英国、法国、西班牙和荷兰拥有大量船只和知识，足以支持长时间远洋航行或对敌人的港口组织海上封锁，因此它们的水手也是坏血病最大的受害者。

在航海事业初萌的岁月里，数以百万计的生命以可怕的方式灰飞烟灭。其中有的直接被坏血病摧毁，有的则间接地受到了它的影响，因为船上人员不足可能导致船只难以招架大风暴或搁浅在凹凸不平的礁石上，还可能令船只在海盗或敌船袭来时无力自保。尽管坏血病给海洋探险和全球贸易带来了沉重的打击，但与其他令人闻风丧胆的疾病如腺鼠疫、天花或疟疾相比，它所制造的死亡数字也"相形见绌"。在坏血病肆虐的大部分时期里，它不过是像影子一样潜伏在后，以不声不响又变幻莫测的风格保持着存在感，然后屠戮水手、阻挠航海事业。然而，在18世纪末一段短短的时间里，历史之门轰然开启，治愈坏血病的办法终于被找到了。赶早不如赶巧，坏血病治疗方法的发现改变了世界历史的进程。当时，这个发现原本只是为一个致命却可预测的麻烦提供了解决方案，可随着海军工程技术、更深入的世界地理知识，以及剧烈的国际摩擦这三大条件交织在一起，它一跃成为决定国运的关键因素。

18世纪的大部分时间里，英国和法国都在争夺欧洲的主导权，它们各自带领着流水一般的盟友相互角力。除了几次短暂的正式停火，这个时代充斥着战乱：西班牙王位继承战争、詹金斯的耳朵战争与奥地利王位继承战争、七年战争、美国独立战争、法国大革命，还有拿破仑战争。战火的试炼证明制海权就是这些冲突的胜负手。为了战胜风帆时代最致命的疾病，人类已经漫不经心地求索了几个世纪，可如果现在还找不到治疗方法的话，那么巨大的危险和惨痛的代价就在眼前——再忽视坏血病无异于拿国家安全豪赌。人力和船只在战时都极为宝贵，而且本就稀缺；进港送患者就医或接回康复者花费的时间和精力更是沉重的负担。更何况，谁战胜了坏血病这个全体欧洲海军的阿喀琉斯之踵，谁就能获得一个重大战略优势——在海上驻留更长时间的能力。

合力为坏血病揭下朦胧面纱的是三位英国人——书呆子气的外科医生詹姆斯·林德、声名赫赫的水手和船长詹姆斯·库克，以及名医兼名流吉尔伯特·布兰爵士。对于一个简单的谜底来说，人们找寻它的道路却显得格外漫长。不过在18世纪，那个谜底远远谈不上清晰可辨。尽管坏血病已经肆虐了几个世纪，可它依旧是那个时代最大的医学疑团，并且持续困扰着水手和医学理论家们。林德、库克和布兰各自花费数十年的时间，穿过了充斥着矛盾观点的迷雾。这个疑团本身就极端复杂，更别说荒唐的医学理论、一系列症状相仿的其他病症、顽固的官僚主义带来的困难了。此外，最具希望的疗法之一同时也充满未知、变化无常，但这些挑战被他们一一化解。他们证实了坏血病的起因是化学因素和饮食，而不是蒸汽和病毒。从现代角度看，坏血病的治疗似乎算不得什么大事，可这种病在很长时间里都让人捉摸不透，也是有充分理由的——它的种子埋藏在我们的生物学天性之中，早期航海事业和海上生活的特性为那些种子提供了萌发的温床。早在船只离港之前，坏血病就潜伏在船上了，只待现身的机会，而海上生活正是机会出现的催化剂。

战胜坏血病是那个时代伟大的医学成就和社会军事领域的进步，是一项足可比肩海上经度的精确计算、天花疫苗的发明或蒸汽动力改良的重大发现。求索坏血病疗法的故事盘根错节、怪诞不经，它推翻了人类在生物学上的一桩怪谈，扭转了早期医学理论的混乱局面，颠覆了国际政治局势，弥合了欧洲社会结构在个人之间制造的割裂，最后还影响了军事必需品的选择。坏血病的疗法究竟是如何被发现、被遗忘，而后又在世界历史的重要节点被再度发现的，同样是史上最令人困惑的疑团之一。

第一章

坏血病的时代：18世纪的航海世界

从西印度群岛风尘仆仆地远航归来以后，一名英国水手和他的同伴们在酒馆里放松。背井离乡一整年，他要为自己的安全归来好好庆祝一下。商船满载着香料和来自异国的木材返回了朴茨茅斯。这是一段美好的旅途，风和天气条件都不赖，船员患病率也在较低水平。不过，得以全身而退的他仍是幸运的，同往的好几名水手都没能活着回来。从船长那儿得到报酬以后，他在岸上驻留了几天，花着自己的血汗钱，纵情地享受着自由。最后一大杯啤酒下肚，他惊讶地在杯底发现了一个先令[1]。事情看上去不大对劲，但这晚他已经喝了太多酒了，哪能意识得到。他暗自为好运气感谢了上帝，把硬币塞进口袋，然后向酒友们道了别，步履蹒跚地从到处是人的室内来到了黑黢黢的大街上，向一间寒酸的小旅店进发。他一出酒馆就被盯上了，有不下三人正在暗处等他入瓮。这些凶神恶煞、手持棍棒的人把他包围了，没留下任何逃命的空间。伴随恐惧的降临，水手总算意识到自己身处险境。他摸到了自己口袋里的那枚先令——国王的先令（The King's Shilling）[2]——这才后知后觉地想起来它被放进了自己的酒里。而面前的人都是来抓丁的，他们一口咬定水手高兴

---

[1] 先令（shilling），英国旧辅币单位，1 英镑＝20 先令，1 先令＝12 便士。1971 年英国币制改革废除先令，并规定 1 英镑＝100 便士。

[2] "拿走国王的先令"（Take the King's Shilling）起初指新兵接受付给自己的一先令奖赏，此后被引申为应征入伍之意。

地收下了先令，并乐意接受征召。那几个人连拉带拽地将他拖向港口，他大声抗议、奋力挣扎，直到脑袋挨了一闷棍才安静下来。原来，一艘军舰驶入了港口，正在征募船员。

水手像无数其他同行一样，现如今加入了皇家海军。海军生活太苦，丧命概率也很高，战争年代人力又极度匮乏，招募到足量自愿应召的水手来驾驭庞大的战舰几乎是不可能的事情。在商船上工作远比在军舰上服役安全，报酬也高出不少。海军所需的人手至少是体格健壮又自愿服役的海员数的两倍，或许是三倍。他们的舰船长期缺人，就算为新入伍者提供奖金都无法招募到足够的海员；配额制度，即每个郡都要向海军输送一定数量的水手，也失败了；呼唤人们对自己的国家尽忠职守的恳求同样不管用。既然无法提高工资、改善条件，海军只能靠强征来确保水手数量。

人们认为那些因战绩而闻名的船长受到了好运的眷顾，这些船长夸耀说跟着他们就有机会靠俘获敌船得到高额奖赏。对这些人来说，只消用镇上随处可见的告示把他们对水手的需求广而告之，渴望登船效劳的合格水手就会接踵而至。然而，大多数船长都不得不指望臭名昭著的抓丁队。所以，18 世纪的英国男子在海港城镇或村庄失踪是常有的事。这些人不过是一个人在夜里闲逛，就会被人一顿痛打，拖上港口停泊的船只，然后就被"招募"进了海军，只留下家中对他们的音讯一无所知的妻儿。他们中的许多人再也没能和家人团聚。抓丁队在临近码头的破败街区来回游荡，在狭窄的巷道里搜寻落单的人，烂醉如泥、逃跑不得的人也是他们的目标——最好能抓到水手，但战争期间没那么多讲究，体格基本健全就行。有时候，新船员被陆上的抓丁者捉住后送上某一艘停在港口的船只，抓丁者将因此获得一笔佣金。还有的时候，船长会亲自出马，他通常还会找四名配备棍棒的壮硕水手同往。据说，其中至少有一位挎着佩剑的海军上尉，他的军容和社会声望号称可以震慑旁观者。天黑以后，他们就会离开船去寻找猎物。

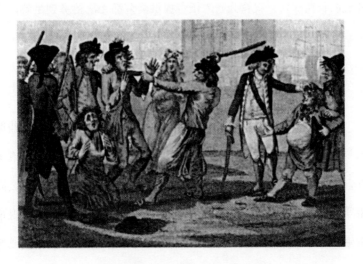

正如这幅 18 世纪的速写所展示的，
既然无法提高工资、改善条件，海军只能靠强征来确保水手数量

　　抓丁队掳来的"新兵"大都没什么海上经验。按理说，抓丁队的法定权限不过是输送"水手、航海业人员及在航行于内陆水域的大小船只上工作谋生的人"，几乎每个人都可能在某段很短的时间内有过这样的经历（只要他们不是名人或富豪）。一旦登船，这些人只能听凭海洋法则的摆布，离开就是逃避责任，可被处以极刑。如果被强征来的水手足够幸运，等待他的将是长年严酷、恶劣的海上服役。如果不那么幸运，他可能再也无法踏上故土。海军史学家哈罗德·斯科特爵士（Harold Scott）曾挖苦地评论称："公民的安全要仰仗舰队，舰队的人手因而亟须保障，公民——至少是被抓丁的人——为维护自己的自由而惨遭'奴役'，真是咄咄怪事。"一艘船上的船员，可能有多达三分之一是从岸上或刚入港的商船上强掳来的。

　　不出意料，抓丁队新捉来的大多数人都不是这个国家的精英分子，他们的主流是长着一双纺锤腿的旱鸭子、无业游民或身体状况极为糟糕的流浪汉。抓丁队也可能将掳来的病人、营养低下者或老年人打发走。他们还从地方治安法官手中接收囚犯，这些人要么面临严厉的刑罚，要么就得选择为国王服役。邻近商船上的船员也难逃强征的厄运，皇家海军会截停这些船只并宣称船上的一些人，尤其是曾在海军服役过的人，已经超出了该船航行所需的最低人数。不过，也不是所有的海军官兵都是被强征来的人或者囚犯，有很多人自愿加入：为了看一看世界，或出于爱国的使命感。但是，另一些有自愿服役倾向的人是在被酷寒的冬季逼到穷途末路之后才付诸行动的。那个时候，一处安全的栖身之所、一份微薄但稳定的薪水和有保证的一日三餐战胜了他们对可能的死亡和必然丧失自由的恐惧。

一旦上了船，职责就是一切。纪律是严苛的、专横的，往往还夹杂着暴力。军官和普通船员之间横亘着一条巨大的社会鸿沟，在海上，船长就是实质上的独裁者。那个时代充斥着残忍的惩罚，生命是廉价的，劳工权利观念还是遥远未来的事。即使偷窃这样的轻罪也可能招致严酷的刑罚，通常是被可怕的"九尾猫"（Cat-o'-nine-tails)[1] 鞭打。诸如不尊敬长官或疏忽职守这些看似危害不大的过错，在船上也是十分严重的，因为这里的所有人都唇齿相依。犯错的人可被处以十几下鞭刑，甚至一百下或更多——这有时候足以取人性命。由于惩罚没有统一标准，船长个人掌握着对船员生杀予夺的大权。有的船长以残暴严苛著称，他们鞭笞、殴打水手之重，与那些人犯下的错误远不相称。不过几乎不怎么动用鞭子的船长也是存在的。还有一种很普遍但应用得略少一些的刑罚，被称为"敲打"（Starting）：如果军官认为水手动作太慢或不服权威，

---

[1] "九尾猫"是一种末端分为多股的软鞭，是当时英国皇家海军常用的刑具。

就会用自己的手杖狠狠殴打水手以示惩戒。在搭载着大量罪犯和被抓丁者的舰船上，鞭刑和敲打最为常见。它们令船上的气氛压抑而肃杀，这不利于船员的士气和健康。体罚的威胁高悬在每个人的头顶上方。

被海军强征来的新船员多数都不是水手出身，此前也从未出过海。尽管他们同吃同住，但普通水手当中同样分三六九等。在技术过硬的熟练水手承担攀爬索具和操控风帆等艰巨任务的同时，体弱多病者只能胜任拖曳绳索或擦洗甲板这样的工作。很多新征募来的船员不仅缺乏从事这行的技能或意愿，而且已经患上了风帆时代的某种常见疾病，刚从监狱来到船上的人尤其如此。即便是大部分舰船上的老水手，也很难适应海上严酷的生活条件。当被抓来的水手（他们为自己的悲惨命运感到沮丧和悲伤）和监狱里的囚犯（斑疹伤寒或痢疾让他们神志不清）来到船上，与其他船员共处一室，情况会变得更糟，不满情绪和疾病将在整条船上蔓延。

一长串令人费解的不适、疾病和膳食失调困扰着 18 世纪的海员们，以致医生几乎没有办法准确地区分不同疾病的症状。烟酸缺乏导致精神失常和痉挛，硫铵缺乏造成脚气病，维生素 A 不足是夜盲的症结所在，梅毒、疟疾、佝偻病、天花、肺结核、黄热病、性病和食物中毒也如影随形。斑疹伤寒也叫伤寒热，是每一艘船上的常客。船员时常共用被褥，又不怎么清洗，带病的虱子传播了斑疹伤寒。这种病在海军中极为流行，有"船热"或"监狱热"之称。不论军舰还是商船，都是滋生疾病的温床。

船上生活不利于这些疾病的治疗和预防，实际上它为疾病的传播提供了理想环境。水手们居住在木制的世界里，那儿满是垃圾、腐肉、尿液和呕吐物，他们像盒装沙丁鱼一样挤满船舱。难得天气好的时候，他们也会像猎犬一样趴在甲板上睡觉。货舱里到处是害虫、腐烂变质的粮食，有时候还有腐烂的尸体。在英国与荷兰的船上，死去的船员多数是新教徒，他们会被裹在自己的吊床里扔下船——当然，会有规范的仪式。但是，在法国和西班牙等天主教国家的船上，腐烂的尸体会被埋放在货舱内堆积的砂石里长达数月之久，直至船只返回母港、死者得以在故土安葬。船永远在漏水，水泵也不足以把水完全抽干，充当压舱物的砂石散发出冲天的腐朽气息。舱底通风不畅、空气污浊，对于来到货舱作业的木匠极为危险。臭气令人难以忍受，时不时就有人因吸入毒气窒息而死。

船上的卫生条件，尤其是海军舰船上的，简直与伦敦、阿姆斯特丹、巴黎或塞维利亚最污秽的贫民窟无异，或许还更糟。供船员们睡觉的水手舱几乎难有立锥之地，空气令人窒息，光线晦暗不明，呕吐物和尿液形成了一层污垢。空气中弥漫着舱底散发出的有害气体，夹杂着腥甜的腐烂和汗臭味。水手们使用着肮脏的床褥，穿的破衣烂衫连续几个月也不换，满是虱子和跳蚤。在《水手的生活》（*The Life of a Sailor*）一书中，英国海军指挥官弗雷德里克·夏米尔（Frederick Chamier）讲述了拿破仑战争期间，自己作为年轻的候补军官初次在一艘驻泊港内的舰船上服役的生活。"放荡的妇人，"他写道，"是水手们钟情的对象，她们举着啤酒罐，到处招摇；水手们刺耳的口哨声吱吱作响。水手长和他手下的鼾声如惊雷一样轰击我的耳朵；甲板污秽不堪、又滑又湿；空气恶臭冲天。这场面简直令人作呕。"

　　船上过于拥挤，导致卫生条件恶劣，疾病肆意传播。体型最庞大的战列舰重约 2500 吨，可搭载 120 门大炮，舰身长度不过几百英尺[1]，随员却可达一千多人。需要这么多人手，是因为除了操纵风帆外，每一门大炮还需要 8—12 人来操控。由于海上的高死亡率，海军舰船一般要超员。舰船本身也十分昂贵，建造一艘经年累月，还要消耗 2000—3000 棵成材的橡树。因缺乏熟练操纵船只的人力而损失这样一艘船，是难以想象的。因此，一艘定员 1000 人的军舰在起锚远航之前，还会往舰上多塞数百人。每时每刻，都有大约 500 人在大炮之间悬挂吊床准备睡觉，他们所在的舱室不超过 150 英尺长、50 英尺宽。在睡觉、咳嗽和打喷嚏时，他们距离彼此只有 14 英寸[2]，这加剧了传染病的流行。正如不卫生的条件会带

---

[1] 英制长度单位，1 英尺≈30.48 厘米。下文不再说明。

[2] 英制长度单位，1 英寸≈2.54 厘米，14 英寸≈35.56 厘米。下文不再说明。

来疾病，过度拥挤自身也是疾病的一大源头。海军当局指望靠增加舰上人员来弥补减员，真是那个时代巨大而可悲的讽刺。过度拥挤加剧了死亡，然而这又促使海军在每次出航前拼命找来更多的人。这是一个恶性循环，令 18 世纪的主要航海国家付出了惨重伤亡，造成海上船只陷入危险的缺编状态，有时候还会使整支船队瘫痪。

为出海做准备的军舰就如同忙碌又混乱的蜂巢。船员们小跑着往返于码头和甲板之间，拖着粗糙的麻绳，从舰船和补给船之间的夹缝中吊起食品和其他给养。他们擦洗上甲板，用醋刷洗炮甲板，又用硫黄烟雾熏蒸下层舱室，以净化据称是多数疾病罪魁祸首的有毒空气。他们将捆扎结实的包裹和桶放进了豁然大开、深不见底的舱口，阴冷潮湿的船舱内应有尽有：木工用具、短剑和其他近战武器、桶装的火药、成堆的炮弹、备用桅杆、几十面船帆、大量的绳索、大桶的焦油和润滑油、若干罐油漆、几捆木材，以及几桶煤。

然而最令人印象深刻的或许是堆积如山的食品，成百上千的水手要在没有补给的情况下靠它们度过数月，甚至数年之久。尽管船只经常从驻泊的港口购买补给品，但这些补给的价格或品质就没法太讲究了。尤其是对于海军来说，舰船必须时刻做好执行命令的准备。食品在甲板上卸下后，赤足、扎着辫子的前桅水手就会跳过来把它们滚动着推向中部舱口。其中，有大橡木桶装着的腌牛肉、猪肉和鱼肉，有小桶装的英国啤酒和西印度朗姆酒，有麻袋装着的沉重的面粉、干豌豆和燕麦，有巨大的圆形干酪、大块的黄油和桶装的糖蜜，还有大量的硬面蛋糕。欧洲主要港口的食品供应都相当充足，能在短时间内为离港船只输送给养。

风帆时代的标准海军膳食在几个世纪的时间里只发生了轻微的变化，欧洲国家之间的区别也不大。舰船装载的补给，取决于哪些食品可以一次性保存几个月而不变质。从无敌舰队称雄的16世纪，到荷兰商人扬帆前往印度尼西亚（荷属东印度）的时代，再到英法海上争霸的18世纪，腌牛肉、腌猪肉、干豌豆、谷物和硬饼干都是船上的保留菜肴。西班牙人摄取的油脂和腌菜会多一些，荷兰人偏爱德式酸菜和碎渣蜜饼（猪肉和糖蜜炸制的饼干），但不同国家的水手饮食基本上都差不多——单纯反映了什么东西能够长期保存。在海外靠岸时，大米会成为面粉的替代品，葡萄酒替代啤酒，其他烈酒则替代朗姆酒。1757年起，英国海军配发了一种重要的创新食品，这就是压块汤粉。实际上，它就是一种干汤料，由"特供海军的、在伦敦宰杀的牛的内脏"混合盐和少量蔬菜制成。它就像大块的胶水，并且能保存几年之久。

对于普通水手来说，典型的一周食谱如下：

| | | |
|---|---|---|
| 饼　干 | 1 磅[1] | 每日供应 |
| 腌牛肉 | 2 磅 | 每周供应 2 次 |
| 腌猪肉 | 1 磅 | 每周供应 2 次 |
| 鱼　干 | 2 盎司[2] | 每周供应 3 次 |
| 黄　油 | 2 盎司 | 每周供应 3 次 |
| 奶　酪 | 4 盎司 | 每周供应 3 次 |
| 豌　豆 | 8 盎司 | 每周供应 4 日 |
| 啤　酒 | 1 加仑[3] | 每日供应 |

这份每周菜单时常还会增加葡萄干、大麦粉、糖，或许还有苹果干或梨子干。更昂贵的食品也可能被分发给船员，或在医生的监督下分配给病人。这些食品包括醋栗、罗望子、西米、杏仁、大蒜、肉豆蔻及其干皮。船员们以 6—8 人为一组共同就餐，他们的餐桌由绳子悬吊在上层甲板上，就在大炮之间。一日三餐的变化都不大，饭一吃完就立即有啤酒、格罗格酒或葡萄酒供应。不过，若不考虑某些关键维生素严重匮乏的情况，这些单调、粗糙而且不怎

---

[1] 英制质量单位，1 磅≈453.6 克。下文不再说明。

[2] 英制质量和容积单位，在常衡制下约定为 1 磅的 1/16，即 1 盎司≈28.35 克。但是，当用于药物（药衡制）或贵金属（金衡制）计量时，1 盎司≈31.1 克。下文不再说明。

[3] 英制容积单位，1 加仑≈4.55 升。下文不再说明。

么可口的食物起码能管饱，它们每日提供的能量几乎达到 4000 卡路里（约 16744 焦耳），甚至超出了繁重劳动所需。但是，海军膳食面临的问题远不只是缺乏维生素。漫长的海上航行会使食品腐烂。

风帆时代的船只几乎清一色是木制的。这样做有其优势，比如船只能获得更大的浮力，但是木头很快会被水浸透并使船舱长年阴冷潮湿。船员居住、工作、休憩在潮气很重的环境中，还得吃在这样的环境中长期存放的食物。遇到阴雨天或高海况[1]时，他们也没有条件在结束工作后擦干身体。饼干是海上的主食，且特别容易发霉。尽管船上的饼干仓库有时候会用锡做内衬，并填充一些东西以尽可能保持干燥，可它最终还是会遭到水浸。于是，在漫长的航行中，那些硬饼干的边缘就会长出大量的绿色霉斑，豌豆、燕麦和面粉同样难逃一劫。

苏格兰海军军医詹姆斯·林德写到，从他的经验看，海军的食品就是"腐败的牛肉、酸臭的猪肉、霉变的饼干和面粉"。海军舰长、后来官至海军大臣的乔治·安森勋爵曾发牢骚称，他在 1741年的那场著名远航途中从巴西得到的"新鲜"牛肉实际上"颜色发青、气味腥臭"，被他直接丢进了海里。在之后的航行中，他的

---

[1]　海况指海面在风的作用下波动的情况，根据波浪的大小有无，分为 0—9 共 10级，级数越高，波浪越大。——编者注

军医帕斯科·托马斯（Pascoe Thomas）也表示，海上餐食就不是给人吃的：饼干"被虫蛀得很严重，除了沙土什么也不剩"，腌猪肉"也一样腐烂发臭"。詹姆斯·帕滕（James Patten）作为医生参加了库克的第二次远洋航行，他表示"我们的面包……都发了霉，同时还长满了两种不同的棕色小虫，一种是粮仓象甲（Circulio granorius，即象鼻虫），另一种是面包皮蠹（Dermestes paniceus）……它们的幼虫，也就是蛆，在豌豆汤里到处都是，就像是有人故意撒上去的一样。每喝一勺汤，我们都不可避免地吞下去不少虫子"。

潮湿、阴暗、空气不流通的环境为害虫提供了理想之所，船上的食物无一可以幸免。英国海军上将莱格斯菲尔德（Raigersfield）在 18 世纪末写道："供给船员的饼干分量太轻，倒在桌上就几乎成了粉末，然后数不清的象鼻虫从里面爬了出来；它们尝起来很苦，这显然说明饼干的营养已经流失了；如果爬出来的不是象鼻虫，而是长着黑色脑袋的、肥大的白色蛆虫（海军称它们为'驳船工'），饼干就还仅仅处于腐败的初始期；这些蛆虫很肥，尝起来凉飕飕的，但不苦。"众所周知，对于不长象鼻虫或蛆虫的硬饼干，水手们倒是特别顾虑，他们会认为连无处不在的害虫都瞧不上这些饼干。船上能找到的营养最佳的食物之一是老鼠，与象鼻虫或"驳船工"相比，它稍稍不那么令人作呕。稳定的食物来源让老鼠越长越胖，据说老鼠"就算体型赶不上兔子，肥硕程度也与兔子有一拼"。在船上，老鼠被称为"磨坊主"，因为它们沾着白白的面粉。很多水手在靠船上配给的口粮生活了几个月之后，获取新鲜肉类的唯一途径就成了老鼠。

腌牛肉或腌猪肉是海上的主要食物，被称作"海洋垃圾"或"海上马肉"（有时候，船上那堆又硬又难认的灰白色肉块真的是马肉）。经过数月的航行，从盐水里捞出来的腌肉臭气熏天、遍布蛆虫，抑或板结变硬，就连海水浸泡也无法让它恢复原状。预备饭食的方式对水手来说也是巨大的困扰。每次用餐前一天，厨师就要从盐水桶里把肉捞出，再扔进由一条绳子相接的几个大网兜里。他会把这些东西带到船尾，将绳索系牢在一根桩子上，再把网兜放下海。这样一来，肉在被船拖着走的同时，也会被海水"清洗"掉多余的盐分，这道工序可持续半日之久。淡水过于宝贵和稀缺，不能用于浸泡肉类。更何况经过数月的海上生活，淡水供应已经日渐减少。经过浸泡的肉会被放入一只装满海水的大铜缸里煮熟，可见，就连烹饪都面临着淡水紧缺。煮熟的肉盐分特别高，如果不抓紧时间吃，肉的表面就会形成白色结晶。盐会在水手吃饭时灼痛他们的嘴巴，让他们更加渴求本已严格定量配给的水。供他们解渴的饮料不是水，而是啤酒、格罗格酒或葡萄酒。到 18 世纪晚期，茶或可可成为令人愉悦的消遣。

煮腌肉剩下的一些富含脂肪的边角料，是船员们难得的特供佳肴之一，叫作"雪泥"。由于这种食物一直特别紧俏，厨师就近水楼台将其据为己有，靠出售它来补贴自己的收入。水手会把雪泥涂在硬饼干上，就着燕麦粥吃，或揣进自己的衣服里以免被水沾湿。厨师偶尔会拿出一点雪泥，用于给绳索或帆布上油，但它通常都是供船员购买食用的。不幸的是，尽管雪泥热量很高，但由于铜制器皿中的醋酸铜会溶解在脂肪中，雪泥会导致其他食物的营养不好被吸收。

船上的奶酪很快变得又酸又臭，整条船都被笼罩在令人厌恶的甜腻恶臭之中。如果没有腐败，奶酪就变得硬如磐石，水手们会用小刀把它加工成自己衣服上的纽扣。即使是吃惯腐烂的"海上马肉"的水手，都认为奶酪太过恶心，于是大批奶酪都被投进了大海。变质的食物往往比吃掉的还多，因为当时没有冷藏和其他很有效的食物保存手段，只能靠盐腌和风干。就连淡水都会变质或变咸，所以船上的常规饮品是酒——刚起航时喝啤酒，啤酒变质以后，就喝掺水的葡萄酒或稀释的烈酒。船员和军官酒精中毒如同家常便饭，军医接诊醉酒后摔下绳索的骨折水手也并不罕见。

尽管海军部的军需部门对食品质量和数量负有监督之责，但众所周知供应商会短斤少两或提供源于衰老、生病动物的劣质肉。有时候，他们宰杀动物之后也不对肉进行冲洗，动物的血液和其他体液就会混入盐水，造成盐水变质。食品在装船之前就已经存放数年之久，往往要再过几个月才能重见天日，这并不是什么稀罕事。船只离港之前，船上大部分食品的最佳食用时间就已经过去了。表面上看，这些食品似乎营养丰富。然而船只出海前的口粮准备要持续好几个月，即使是高质量的食品，也会在短时间的海上航行之后因变质而几乎无法食用。此外，由于驻泊在军舰上的人太多，军需官不大情愿多花钱去采购更昂贵也更健康的新鲜食物。几个月的时间里，船员赖以生存的东西就是在仓库中腐败变质、滋生蛆虫的饼干，高盐分、不利健康的水，还有霉变的奶酪、漂着蟑螂的粥和变了味的啤酒。他们的身体一天天虚弱下去，并死于一系列疾病。从现代观点看，18 世纪的水手盛在碗里的东西简直不能被称为食物，尽管与陆上的许多穷人相比，水手吃得还要好上一些，得到的供应也充足得多。

当一艘船起锚出海，普通水手的工作量会骤然增加。哪怕船上还挤着额外的几百名水手，活也总是干不完。不论天气糟糕或是晴朗，出海的军舰必须有人全天候值守。只要没有在夜间停驶或停靠码头，舰船就始终需要恒定的人手，日复一日、永不停歇。若是船只由于疾病袭扰、船长抱恙或风暴破坏确有进港的必要，船上人员可能要连续值守几天，甚至几周之久。英国海军的一天被拆分为 7 个值班时段——其中 5 个时段的长度为 4 小时，还有 2 个稍短的夜班，各为 2 小时。其他国家也有相似的舰上职责划分体系。一天 24 小时的 7 个值班时段还要在 2 个班次之间分配，即右舷值班和左舷值班。轮班意味着水手的每次睡眠都不超过 4 小时（实际上会更少，因为社交和用餐要占用不当班的时间）。然而，这仅仅是平稳航行时的日常。当遇上风暴，以及准备作战或逃离敌舰时，海员们就得在又冷又湿的环境中长时间工作，有时候好几天都得不到充足的睡眠。如果不这样做，他们的船就可能沉没或受损，或许他们自己也性命难保。

在风帆时代，能驱动巨大船只的力量只有人力和风力。除了疾病和体罚，还有数不清的原因会导致普通水手伤残或丧命。水手可能从索具上跌落而摔断骨头，可能被风暴卷下海里淹死，他的手可能被绳子擦破皮。在战斗中，水手可能被枪击中，可能被己方大炮（可发射重 24 磅或 32 磅的铁球炮弹）的后坐力震碎腿脚，或者被敌舰发射的炮弹打得不成人形。弹片会在水手身上留下敞开的撕裂伤，爆炸的黑火药也将造成严重的灼伤。没有明显疤痕和伤口的水手极为罕见。"由于他们（海员）的工作遭遇，"苏格兰医生吉尔伯特·布兰在 18 世纪 90 年代写道，"他们往往都活不长，身体要比其他劳动者早 10 年垮掉。在不熟悉这个群体的人看来，一名 45 岁的海员看上去就像有 55 岁，甚至快要 60 岁。"

尽管风帆时代的水手普遍健康状态不佳，饱受营养不良和各种疾病的折磨，艰辛的海上生活对他们的身体和心理都构成了严酷的考验，但最令人痛苦的是，水手工作和生活条件的方方面面似乎都注定将引来最恐怖的航海疾病，也就是坏血病。

几个月的海上航行之后，整船的人或许最后都逃不掉坏血病的侵袭，但最先患病和病情最重的都是普通水手。即使经过漫长的海上生活，军官罹患坏血病的情况也很少像船员们那般严重。因此，这种病往往被视为下层阶级的病［"懒仆人"（Lazy skivvies）或"无耻之徒"（Scurvy dogs）这样的俚语正反映了这一点］。舰长和军官们的生活条件更加卫生，也不像水手那么拥挤。他们有更加干燥、清洁的衣服穿，能吃上更好的食物，睡眠也更有规律。尽管海军公开提供给舰长和军官的口粮与船员是一样的，但军官们总会携带私人给养上船。他们的给养品通常包含新鲜的、烘干的及腌制的水果和蔬菜，他们还畜养活体动物，以供在海上宰杀并获取鲜肉。船只的甲板上经常圈养着几十只鸡、羊，或数十头猪。在库克指挥的奋进号（Endeavour）上，有一只此前经历过太平洋远航的山羊"被移交给他，这样一来，南太平洋上的咖啡就仍能兑上它产的奶"。严格地讲，船员也获准带私人给养上船，但很少有人这么做。因为这样做的开销超过了他们微薄的收入，而为了防止有人脱逃，他们的薪水可被拖欠长达 6 个月。

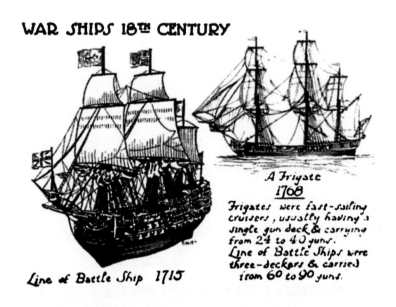

18 世纪军舰版画。在 18 世纪，驱动这些雄伟的橡木巨舰前进的

力量只有风力和人力，而被坏血病杀死的水手比风暴、

海难和战斗减员加起来还要多。它就是海上的瘟神，人人闻之色变

几个世纪以来，为了创造良好的饮食和工作条件，人们苦苦寻找着可行、便捷又经济的替代方案。一旦找到，海上扩张就能持续下去，而且不再蒙受可怕的损失。16 世纪 90 年代，理查德·霍金斯爵士（Richard Hawkins）就宣称，自己曾在航海生涯中亲眼目击过一万例坏血病，"希望有识之士能写一写它，因为它就是海上瘟神和水手之劫"。18 世纪著名的散文家和评论家塞缪尔·约翰逊博

士（Dr. Samuel Johnson）诙谐地评论道："先生，为什么有能耐送自己坐牢的人都没有一个愿意当水手？因为在船上待着就相当于附赠一定溺亡概率的坐牢。"虽然约翰逊有明显的夸张成分，而且陆上生活也不好过，但有记载显示他的言论也并非完全离谱。在 18 世纪的欧洲，海军船员的航行生活是严酷的。溺水的可能性当然是存在的，但约翰逊真正该关注的是坏血病。1763 年的《年鉴》（Annual Register）列出了英法七年战争[1]期间英国水手的伤亡清单。在为战争招募或强征来的 184899 人当中，死于疾病的达133708 人，其中主要的死因是坏血病，而阵亡的只有 1512 人。

正当水手们成百上千地死去时，困扰着普通水手的其他疾病和膳食缺乏却纠缠在一起，使医护人员辨析症状和病因变得极为困难，因而要治愈这种海上瘟疫也就更难了。世界各地的人们即使在最艰苦的环境中也有着顽强的生命力。然而，一艘终年潮湿、远离陆地好几个月，又没有新鲜食物供应的船，是可供人类存活的最极端环境之一。纵观 18 世纪，疾病都是欧洲国家海军的头号杀手，坏血病又是船上疾病中最可怕的一种，无出其右。18 世纪，船只越造越大，航程越来越远，航运也越来越发达，坏血病的威胁也就与日俱增——尽管它漫长而邪恶的历史足可上溯至风帆时代的破晓之时。

---

[1]　英国—普鲁士联盟与法国—奥地利联盟之间爆发的战争，始于 1756 年，结束于 1763 年，持续长达 7 年，以英国—普鲁士联盟的获胜而告终。

第二章

坏血病：海上的瘟神

　　1535 年的严冬寒冷刺骨、狂风怒号，圣劳伦斯河畔的丛林里有一座破败的木栅堡垒，大约 100 名可怜的法国水手正蜷缩在它到处漏风的墙脚下。他们的营地距离易洛魁人的村落斯塔达科纳（Stadacona，邻近今天的魁北克市）不过几步之遥，那是一个约有 600 人的定居点。当北方的冬天降临大地时，3 艘法国船只已在此前的秋日里找了一处风平浪静的海湾驻锚安顿，随着海面结冰，它们也动弹不得。凛冽的寒风从东面几百英里外的大洋挤过狭窄的海湾，穿越结冰的水道呼啸而来。尽管按照雅克·卡蒂埃对纬度的计算，他们所处的位置比前一年的起锚地法国圣马洛靠南不少；可冬天，新世界[1]的第一个冬天，他们谁都不曾经历过，那个冬天的严酷和漫长超乎他们的想象。坚冰牢牢地粘住了水上的船只，3 英尺厚的雪将地面完全覆盖。他们缺少雪鞋又不熟悉地形，陷入了寸步难行的境地，而且与当地原住民的关系十分紧张。去年夏天，卡蒂埃绕开当地原住民的定居点逆流而上，与原住民在奥雪来嘉（Hochelaga，位于今蒙特利尔）的敌人进行了贸易，结果冒犯了他们。

---

[1]　指美洲新大陆。

水手们一直担惊受怕，他们身处异域，被可能怀有敌意的陌生人环伺着，倚靠前一年从法国买来并储存在船上的过期口粮果腹，偶尔才能吃上一顿从原住民那里交易来的新鲜野味。很快，他们就患上一种怪病，几乎每个人都无精打采、弱不禁风。他们的牙龈肿得发紫，嘴一张就会散发出恶臭。他们周身绵软、毫无生气，病得连吃饭的力气都没有了，只等可怕的瘟疫夺去他们的生命。饱受几个星期的摧残之后，他们开始接二连三地死去。

灾难愈演愈烈，直至25个"最优秀、最健壮的水手"也死于这种疾病。他们冻僵的尸体或被堆在一起，就像被冰困住的船上堆着的易碎木材，或被搁在破败堡垒的场院里。死者面容干枯、毫无血色，狰狞地咧开嘴巴，仿佛是笑着提醒活着的人，他们一样在劫难逃。"我们，"卡蒂埃记录道，"已基本上没有回到法国的希望了。"令卡蒂埃惊慌失措的不只是糟糕的处境，还"因为这种病实在闻所未闻"。他下令对一名死者"实施解剖，看看能不能从尸体上发现些什么，这样其他人就有救了"。正在侵袭他们的这种病不同于他们以往得过的任何病症。粗略的尸检显示，死者干瘪的心脏"呈白色"，浸泡在"枣红色的液体中，这些液体拿一个大罐都盛不下"。遗体的内腔流出"黑色、腐败的"血液，肺部"颜色特别暗淡，还长了坏疽"。外科医生完成了自己的工作，但不幸的是，他几乎没有找到关于这种疾病或可行治疗方法的有用信息。剩下的人匆忙挖开冻土，尽量周详地安葬了他们的战友。

　　不知为何，卡蒂埃和其他两三个人得以幸免。他们认为，船员染上这种新的瘟疫是因为他们和几个患病的原住民接触过。"一天，船长走出营垒，思考着目前的处境（以及那种病是如何在我们之间蔓延并暴发的），"一名航海记录员写道，"正当船长在冰面上行走时，他看到一队从斯塔达科纳来的乡巴佬。"卡蒂埃突然发现了一个名叫多姆·阿加亚（Dom Agaya）的人，这令他好奇不已。因为就在两周前，此人病得几乎和法国人一样严重，"他的双膝肿得与一个两岁孩子的身躯一样大，肌腱蜷缩在一起，牙齿全坏了，牙龈溃烂发臭"。卡蒂埃目瞪口呆地看到多姆·阿加亚"完好无损"地出现在自己面前，当阿加亚答应告诉他这种怪病的疗法时，他"喜出望外"。卡蒂埃并未告诉阿加亚，自己的全体船员几乎都遭受着这种可怕疾病的折磨。由于担心当地土著获悉他们的软肋并发动攻击，他让阿加亚确信，只有自己的一名随从染了病。

　　多姆·阿加亚和两名同村的妇人走进了树林，回来时手中多了10—12根树枝，大概是北美香柏（白雪松）的。很显然，它的"汁液和榨取物"就是良方。按照阿加亚的说法，卡蒂埃和少数几个还算强健的人用一大缸水将树皮和树叶煮沸，直到汤汁变得黏稠、颗粒沉淀下来为止。一开始，或许是担心有毒，没人愿意尝试这种难闻的饮品，但"最终有一两个人决定站出来冒险一试"。其他人则好奇地观望着，他们知道，这可能是活下来的唯一希望。几个勇敢者"每隔一天饮用一次这种汤药，再把药渣敷在自己的病腿上"。服用过汤药的水手恢复神速，为了尽早得到这种神药，其他水手很快就"做好了自相残杀的准备"。

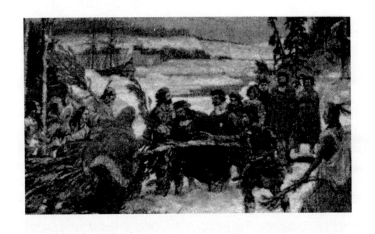

这幅画展示了卡蒂埃在 1535 年的圣劳伦斯河之旅，画面中，
易洛魁人正在向他讲述北美香柏的秘密。若是没有这些抵御坏血病的知识，
卡蒂埃和他的全体随员恐怕要像 16 世纪的其他许多探险家一样，
惨死于可怕的坏血病

卡蒂埃和少数奇迹般地康复过来的人很快进入了丛林，在那里，"一棵足有法国的橡树那么大的树被他们砍了，糟蹋得光秃秃

的"。他们把树枝拖回堡垒，剥下树皮，将它们全都煮得吸水膨胀，正是这些东西将维系他们日渐垂危的生命。垂死的水手们贪婪地把汤汁喝了个精光，他们惊人地康复了，不到 6 天时间就统统重焕生机。"即使蒙彼利埃（Montpelier）和勒芬（Leuven/Louvain）的所有医生带着亚历山大港的各种药品来到这里，"卡蒂埃震惊地写道，"他们能做的也比不上那棵树在 6 天里所做的，所以它更胜一筹。"他们借助这种神药在整个冬天保持了健康，并在夏天到来后回到家乡。

就像风帆时代早期的许多欧洲探险家一样，卡蒂埃一直在寻找便于攫取的财源或经由北美抵达香料群岛（The Spice Islands）[1]的航路。他想"找到那些据传遍地都是金银财宝的岛屿和大陆"，这是很多 16 世纪欧洲航海活动的共同目标。哥伦布于 1492 年横跨大西洋之后，欧洲人为探索世上的广袤海洋开启了长达几个世纪的征程。暴富的可能性鼓舞了他们，逃离肮脏、拥挤、疾病肆虐的欧洲城市生活可能也是一种动力。"黄金，"哥伦布宣称，"是一样绝妙的东西！谁拥有它，谁便能主宰自己的一切渴望。黄金甚至能为灵魂打开通向天堂的道路！"

葡萄牙航海家率先开辟了环绕非洲的航路，他们穿越印度洋并

---

[1]　香料群岛或东印度群岛，是风帆时代欧洲探险家对东南亚香料产地的泛称。在地理上，包括今加里曼丹岛、苏拉威西岛、爪哇岛、新几内亚岛和苏门答腊岛等。

抵达印度，接着来到马鲁古群岛（the Moluccas）[1]，也就是遥远东方的香料群岛。香料之所以珍贵，不只因为它能充当肉类的防腐剂或掩盖肉类长期存放后散发的腐臭味，还因为人们相信肉豆蔻和丁香等香料能治愈多种横行欧洲乡野的疾病。实际上，有的香料比同等重量的黄金还贵，它们的确是水手豁出性命向未知航行的合适动机。这些早期航海活动是满怀信仰的跨越，就像当代的火星探测，都建立在带回巨大财富的微弱希望之上。

16世纪初，科尔特斯（Cortez）、皮萨罗（Pizarro）[2] 等西班牙征服者以残酷手段占领并灭亡了墨西哥的阿兹特克、中美洲的玛雅和秘鲁的印加，他们掠夺或驱使奴隶开采出了数不胜数的黄金白银。满载着金银的船队每年把这笔财富从墨西哥和秘鲁运出，让西班牙成为欧洲最富庶的国家，也刺激了荷兰、法国和英国的航海探险活动，让数不清的私掠船在航线上跃跃欲试，并推动了之后的殖民扩张。纵观16—17世纪，来自这些国家的水手们在大洋上往来穿梭，将海洋变成一个持续扩张的探险和贸易世界。让卡蒂埃和他的船员们叫苦不迭的神秘疾病也开始更加频繁地出现。

---

[1] 马来群岛的一部分，位于苏拉威西岛以东、新几内亚岛以西，今属印度尼西亚。

[2] 埃尔南·科尔特斯（1485—1547年）和弗朗西斯科·皮萨罗（1478—1541年）都是西班牙探险家和殖民者，科尔特斯率人侵略并征服了阿兹特克帝国，皮萨罗率人侵略并征服了印加帝国。

　　从 1497 年首次绕过好望角同印度开展贸易的葡萄牙航海家瓦斯科·达伽马，到英国伊丽莎白时代冷酷的私掠船长弗朗西斯·德雷克（Francis Drake），再到 1595 年率先开辟赴东印度群岛贸易航线的残暴的荷兰航海家科内利斯·豪特曼（Cornelis Houtman），坏血病与每一次有据可考的重大航海发现活动如影随形。约翰·霍金斯和理查德·霍金斯（John and Richard Hawkins）、萨米埃尔·德尚普兰（Samuel de Champlain）、维图斯·白令（Vitus Bering）、佩德罗·卡布拉尔（Pedro Cabral）、哈得孙（Henry Hudson）、路易·安托万·德布干维尔（Louis Antoine de Bougainville）、约翰·戴维斯（John Davis）、威廉·巴伦支（William Barents）……[1] 还有数不清的其他水手。这份每个名字都家喻户晓的名单长得列不完——都不约而同地记载了坏血病的暴虐。头一位远洋航行归来并报告自己的船队得以全身而退的海军军官是詹姆斯·库克船长，那时已是

---

[1] 科内利斯·豪特曼（1565—1599 年），荷兰探险家，发现了从欧洲前往东印度群岛的新航路；约翰·霍金斯（1532—1595 年），英国航海家、海盗，理查德·霍金斯（1562—1622 年）是约翰之子，也是航海家和海盗；萨米埃尔·德尚普兰（1566—1635 年），法国探险家，魁北克市的建立者；维图斯·白令（1681—1741 年），丹麦人，发现了白令海峡；佩德罗·卡布拉尔（约 1467—约 1520 年），葡萄牙探险家，公认最先抵达巴西的欧洲人；哈得孙（约 1565—1611 年），英国航海家、探险家，因对北美洲东北部的探险而闻名；路易·安托万·德布干维尔（1729—1811 年），法国海军军官，法国首位完成环球航行的探险家；约翰·戴维斯（约 1550—1605 年），英国探险家，曾前往北极地区航行；威廉·巴伦支（1550—1597 年），荷兰探险家、航海家，致力于开拓北极航道。

1770年。英国海军部的不懈努力让库克获益良多，海军部向他提供了当时已知的各种坏血病药物，并授予他广泛的权力，让他得以采取任何必要措施消灭这个祸害。然而，欧洲的海军探险和扩张史同时也是坏血病的历史，没有遭遇过坏血病的重大远航很难找到。

1519年，受西班牙国王雇佣的葡萄牙航海家斐迪南·麦哲伦（Ferdinand Magellan）率3艘船和250名水手驶离桑卢卡尔—德巴拉梅达（San Lucar de Barrameda）[1]。他们向西进发，意图经南美洲完成环球航行并抵达香料群岛，而不是向东绕过非洲。三年后，只有1艘船和18人在这场艰苦的航行中幸存，船只跌跌撞撞地回到港口，随之而来的还有关于痛苦和厄运的恐怖故事（麦哲伦本人则殒命菲律宾）。坏血病是最可怕的杀手，在太平洋和印度洋上的两次大规模暴发中，水手们都远离陆地、久居海上，几乎半数被坏血病夺去了生命，意大利水手安东尼奥·皮加费塔（Antonio Pigafetta）在一次航行期间撰写了日志，他的报告反映了当时的遭遇。"他们（水手）靠饼干充饥，"他写道，"饼干吃光以后，他们就吃剩下的残渣，里面满是蛆虫，还散发着一股强烈的老鼠尿味。他们喝的是发黄的水，那些水好些日子以前就变质了……一只老鼠

---

[1]　西班牙西南部港市，面向大西洋，向东可抵直布罗陀海峡，是风帆时代的重要港口，常简称为"桑卢卡尔"。

足可卖到半个杜卡特[1]，即使这样都供不应求。"可怕的物质匮乏和病痛折磨——水手死于溺水、事故或原住民袭击——都不足为奇，而海上的坏血病是其中最令人畏惧的。"在我们遭遇的所有不幸之中，"皮加费塔写道，"这种情况是最糟的：一些人的牙龈肿得高过牙齿，难以进食，最终丧命。"

　　尽管古希腊人就已经知晓了症状类似的疫病，罗马军团在出征北欧时也对此有所记载，然而这种病还是很快与海洋发生了联系，成为水手的职业病。坏血病的最早记录出现于 15 世纪末，那是风帆时代的黎明。它顷刻间成为远距离海上生活的家常便饭，并且为所有欧洲航海国家所知。没人不畏惧坏血病，它通常会在船只远离家乡、抵近另一片遥远大陆的海岸线时来袭——那时候，水手们已经靠来自家乡母港的食物过活好几个月了。据船东和政府统计，重大航行中的水手死亡有 50% 都是拜坏血病所赐。

　　水手们有着相同的症状。他们的皮肤变得像蜡一样，失去光泽，生出黑斑，并且丧失了深度思考的能力。若不加治疗，这种病将带来缓慢而痛苦的折磨，并造成不可避免的死亡。英国海洋外科医生威廉·克洛斯（William Clowes）记述了一个来自 1596 年的典型病例："他们的牙龈甚至溃烂到了牙齿根部，两颊僵硬肿大，牙

---

[1]　杜卡特是威尼斯共和国铸造的金币，流通于 13—19 世纪。

齿松动，近乎脱落……他们呼出的气散发着难闻的味道。他们的腿绵软无力，连身体也支撑不住了。此外，他们周身疼痛，身上长了许多驳杂的淡红色瘀斑或疹子，有的范围很大，有的就像跳蚤咬过的疤痕那么小。"

另一段关于这种疾病的早期经典叙述来自一位不知名的外科医生，他参与了一场 16 世纪由英国人组织的远航。"我的牙龈全烂了，流着腐臭发黑的血。我的大腿和小腿变黑并生了坏疽，为了把难闻的黑色血液放出来，我不得不每天用刀切开自己的肉。我的牙龈发青，肿得没过了牙齿，我也曾用刀切过……切除坏死的肉、放出大量黑色的血液之后，我用自己的尿液漱了口，然后用力摩擦着牙齿……不幸的是，我吃不成东西，我更想吞咽而不是咀嚼……每天都有很多人死于这种病，我们眼睁睁地看着尸体被不断地扔进大海，一次有三四具。多数情况下，病人都是在孤立无援的情况下离世的，死在大箱子的后面，眼睛和足底都被老鼠啃光了。"

与维图斯·白令一同于 1741 年前往阿拉斯加的博物学家格奥尔·施特勒（Georg Steller），描述了几乎每一名水手都罹患坏血病之时，船上出现的种种恐怖情形。"接二连三丧命的不只是病人，"施特勒报告称，"那些自称没得病的人由于要承接死者的工作，也精疲力竭而死……严寒、潮湿、衣不蔽体、害虫滋生、惊吓和恐惧都不是最主要的困难……即使能生花的妙笔，都难以描述我们遭遇的苦难。"

葡萄牙诗人兼达伽马的航海记录员路易斯·德卡蒙斯（Luis de Camoens）写了一首描述水手们患病情况的诗，这可能是第一首讲述坏血病的诗。诗的译文也许会丧失一些原意：

牙龈高高地隆起

嘴巴里到处都肿了起来

溃烂也随飞速肿胀一同来到

坏血病无处不在——它是死神常伴左右的臂膀，趁水手在慢吞吞地往来于各大洋的船只上劳作时一把攥住他们，切断他们与人世间的脆弱联系。但是，它未必会夺走每个受害者的性命。这一点格外值得注意——有的人会认为这简直不可思议——在最权威的医疗意见和公众常识都认为无可救药的时候，也存在着治愈的记录。有的患者原本看起来就像行将被疾病摧垮的可怜虫，却能站立起来、四处走动，离岗不到一周就回到了工作岗位——疾病的所有痕迹仿佛都在他们身上消失得无影无踪。相比之下，罹患任何一种当时流行的其他疾病——鼠疫、疟疾、黄热病、梅毒、麻疹——一旦病入膏肓，可能就再也无法彻底康复了。关于人如何能从这种将肉体吞噬殆尽的苦痛中恢复过来，没有可靠的解释用以说明，事实就是如此。按照 18 世纪早期的一种说法，这被归结为"上帝的允诺"。

最疯狂、最不着调的想法被炮制出来，用以解释坏血病，它们看起来完全颠覆了常识。1605 年，一个被称为莱斯加波先生（Lescarbot）的法国外科大夫推断，坏血病的病因是"糟糕的空气质量……森林中发生的严重腐烂和霉变"，以及"难以消化的劣质、生冷、令人反胃和不快的肉食"。要治愈这种病，可以食用"上好的酱汁……优质的腌鸡肉、山鹑肉、鸭肉、兔肉及……春季采摘的草本植物嫩芽也极为奏效"。要是没有条件，他还建议"每一名病患都应有其合法妻子的忠实陪伴：如若不然，人的思绪总是放在情爱欲望之事上，体内就会充满致病的体液，人就会害病"。法国航海家弗朗索瓦·皮拉德（François Pyrard）在 1603 年的东印度群岛航行之后写到，他认为这种病"即使在接近他人或吸入他人呼出气体的情况下也极具传染性"。而在英国人于 1586 年发起的一次环球航行中，托马斯·卡文迪什（Thomas Cavendish）认为，坏血病因"血液和肝脏感染"而起。在 1591 年同约翰·戴维斯穿越麦哲伦海峡探索南太平洋的航行中，安东尼·克尼维特（Antonie Knivet）记载称："我们的大部分水手都因为极端炙热的太阳和夜间的水蒸气而患上了坏血病。"糟糕的空气、海水暴露、遗传、感染、老鼠、上帝发怒、潮湿、过度腌制的食物、过于炎热或寒冷的气候、懒惰、北方人的缺陷——这些因素早期都曾被水手拿来解释坏血病的病因。

实际上，尽管人们对坏血病症状的叙述是相似的，然而对于它究竟是种什么病、因什么而起、有什么可能的疗法，却莫衷一是。不论风雨大作还是晴空万里，不论在云彩之下还是太阳之下，不论接近陆地还是身处大洋中央，这种疾病都会来袭。船只装载着哪些货物，抑或将执行何种任务，也不会带来什么影响。载着牧师出航照样无济于事，或许他仅能给予垂死的人一些宽慰。在早期的水手看来，无数的坏血病报告之间似乎仅仅存在着三条共同线索：坏血病与海洋和船上生活有关；就他们所遇到的情况看，坏血病更易攻击北方人，不少南方人压根不会得这种病；在海上航行几个月之后，这种病才会出现。坏血病可能由膳食问题导致的想法偶然会流行一阵，但这一论断很快会被其他意见的浪潮吞没，即使这些意见有时候完全没有根据。

有一个理论在几个世纪里反反复复地出现，它是错将疾病早期症状当作根本原因的典型案例。船员患上坏血病的最初迹象是精神倦怠和情绪沮丧，有些早期理论家认为"懒惰和懈怠"就是后续症状的直接原因。据此，他们建议增加水手的工作量，这将进一步消耗水手本就所剩无几的能量储备，实际上加剧了疾病的蔓延。例如，在爱德华·芬顿（Edward Fenton）1582 年的太平洋远航期间，航海记录员曾建议，"适当的锻炼越多越好，因为一旦你们陷入懒惰和懈怠，坏血病就会紧紧攥住你们的骨头，再把你们嘴里的每颗牙齿都摇下来"。迟至 1736 年，内科医生兼海军军医威廉·科伯恩（William Cockburn）在他影响巨大的著作《海洋疾病》（*Sea Diseases*）中断言，坏血病与饮食无关，完全是懒惰造成的。懒惰影响了消化，进而造成坏血病。他宣称，身体调动得越充分，"消化和营养就越好"，坏血病就会被扼杀在萌芽状态。还有个说法来自约翰·怀特（John White），他于 1712 年表示新鲜水果是小肠炎症的直接原因，"当船只抵达盛产柑橘、柠檬、菠萝等水果的国度时，务必要求船员不可多吃。因为它们是热病最普遍的诱因，也对重要器官有害"。

偶然有人被意外地治好了，就像英国外科医生威廉·克洛斯在 1596 年治疗的那名幸运的水手。为那个水手放血之后，克洛斯给他喝了一大杯啤酒，里面还泡了胡椒、肉桂、姜、藏红花、豆瓣菜和辣根菜。"就这样，"克洛斯宣称，"上帝的扶持和医生谨小慎微的工作"奇迹般地治愈了这名水手，他很快就回到船上服役了。在这副看上去像是随便配出来的制剂当中，究竟是哪种成分（豆瓣菜还是辣根菜）起了效果，克洛斯没有提及自己是否知晓，此后也再无尝试这种方法的记录。克洛斯很可能已开始怀疑放血对这种疾病的有效性，当然，放血仍是之后两个世纪里流行的坏血病治疗方式。

事后以更完备的知识看，风帆时代流行的大部分疗法压根就没有用，可人们却拿它们赌咒发誓，对它们的效力深信不疑。一份 16 世纪的菜谱要求将辣根菜和鸡蛋一起用海产动物油（把海豹尸体煮沸并撇去水面的脂肪浮沫制成的油）炸熟。理查德·霍金斯觉得"陆上的空气"可以治愈坏血病，"因为海洋同鱼类血脉相连，陆地则与人类息息相关"。威廉·哈钦森（William Hutchinson）是个上了年纪的英国水手，他于 1794 年写下了自己半个世纪之前罹患坏血病的经历。即便在如此晚近的时候，他仍相信是过咸的食品造成了坏血病，自己是靠每天喝一杯茶痊愈的。"此后，我养成了习惯，"他写道，"只要有条件，我每天都喝两次茶。我希望告诉饮茶爱好者的是，我在船上以十分可行的方式做到了这一点……遵循上述生活方式，我得以在余下的航程中摆脱了坏血病，而我的很多同伴却因它丧命……（而且）我此后一直格外健康。"当时的医学观点缺少可靠信息的支撑，各个国家，甚至个人也未能就这种神秘疾病的原因达成共识。当欧洲水手们与世界各地的人们相遇，他们发现会遭受坏血病侵扰的似乎只有自己。有的叙述把坏血病称为欧洲病，并认为来自葡萄牙、西班牙、法国、英国、荷兰和俄国的人尤其易感——考虑到这些都是当时的主要航海国家，这没什么可大惊小怪的。虽然根据卡蒂埃在 1535 年的记载，美洲原住民知道如何治疗这种病，但后续报告显示这种病在他们中并不盛行。（卡蒂埃幸运地遇到了多姆·阿加亚，那时阿加亚短暂地患上了与水手们症状相似的疾病，卡蒂埃从他那里问到了药方。）居住在北极的因纽特人也不曾患病，尽管他们的饮食缺乏新鲜蔬菜、牛奶、乳酪和谷物——实际上，他们一年到头的大多食物都只有生肉和鱼类。中东阿拉伯沙漠地带的居民也没有这个困扰，这让早期的医学理论家放弃了对膳食缺乏的诟病。

不过，从坏血病最初在海上出现的记载来看，在所有欧洲国家，船只上的长官和医生都曾怀疑，脱水、高度盐渍、经常腐败变质的标准海上口粮在某种程度上负有责任——他们推断，糟糕的食物导致身体虚弱，因而招致疾病。大量报告显示，上岸几天后，水手发现自己的健康状况有明显改善。然而，任何曾在海上生活过的人都清楚，要改善船上的生活和饮食条件难如登天——保证健康的饮食、清洁的饮水和干燥的卧榻在长期的海上航行中难以实现。早期的航海者如挪威人和中国人，深谙携带新鲜越橘、海藻或鲜姜出海的意义，此举可能帮助这些国家预防了短途航行中的坏血病。17世纪，荷兰东印度公司的水手曾短暂地尝试在甲板上开辟苗圃，然而风暴和涌浪冲走了泥土，他们只得宣告实验失败。其他欧洲商人也曾尝试在远途航行中携带多种廉价易得的膳食补给品，例如腌制或油浸的蔬菜、辣根菜、豆瓣菜或水果干。这些东西在较小的船上或较短的航程中可能是有效的，但随着欧洲船只越造越大，在海上航行的时间也越来越久，确保足量的新鲜食物供应以阻止坏血病就愈发遥不可及。

尽管从当代的角度看，坏血病的医治方法是显而易见的，然而它能成为风帆时代最大的医学疑团，也有着充分的理由。治愈坏血病的关键要素——抗坏血酸，或者称维生素 C——早期的医生和科学家实际上是认识不到的。水果和蔬菜都含有不同数量的抗坏血酸，18 世纪的人很难想象，也更不可能靠理性去推测，为什么一种水果或蔬菜富含抗坏血酸，而另一种却很匮乏。例如，黄瓜的维生素 C 含量很低，西兰花却是维生素 C 的最佳来源之一；橙子和柠檬的维生素 C 含量几乎是苹果的十倍，并且至少是酸橙的两倍。生鲜肝脏和肾脏是北极和沙漠地带的珍贵食材，它们富含这种神秘的化合物，而一般肉类仅含少量——而脱水、长期贮存或熟透的肉类则完全没有。土豆当中含有少量维生素 C，玫瑰果中的含量则相当高。酸奶含有少量维生素 C，干谷物、鸡蛋或奶酪都不含。葡萄酒、苹果酒和啤酒中的维生素 C 可能含量有限，这取决于它们的酿造工艺，烈酒则一点都没有。

只要逛一逛现代的超市，就能找到各类可以充当坏血病"解药"的食物和饮品。顾客能买到来自全球各地的水果和蔬菜，隆冬时节也不受影响。此外，许多加工食品和饮料也富含维生素 C。即使在冬季漫长的北方国家，冷藏技术也能保障全年的新鲜果蔬供应。我们可以买到随时都能服用的维生素 C 片剂，就连速食汉堡都夹着新鲜的洋葱、生菜和西红柿。尽管这些食材仅提供了少量维生素 C，但它们足以预防坏血病对身体的侵扰。在当今这个时代患上坏血病是相当困难的，若是真有人患了病，辨识其症状并非难事。患者也能很方便地获得医治，疗效显著，花销也不多。

　　一系列医学文献已经对这种疾病的症状和病程有过详尽可靠的叙述，现代科学则更为全面地理解了导致症状发生的病变过程。人体需要维生素 C 以合成脯氨酰羟化酶（Prolyl hydroxylase）并维持这种酶的水平。这是一种重要的酶，一旦缺失，身体就无法制造胶原蛋白，而胶原蛋白作为结合材料，对于维持人体结缔组织、骨骼和牙本质的结构具有重要意义。当我们受了伤，胶原蛋白就会像砂浆一样把撕裂的组织和折断的骨骼重新连接起来，有缺陷的胶原蛋白会导致毛细血管壁脱落、骨骼组织解体及牙龈破裂。牙本质是我们牙齿根部的组成部分，缺乏维生素 C 也会造成牙本质变性，进而导致牙齿松动并最终脱落。坏血病实际上就是躯体缓慢崩解的过程，由于缺少能将内部结构拼在一起的黏合剂，身体就坍塌了。奇怪的是，只有豚鼠、若干种灵长类动物和蝙蝠与人类一样，无法在体内自主生成抗坏血酸，而维生素 C 是促进胶原蛋白合成的酶所必需的物质。多数动物能都自主合成维生素 C，因而永远不会受到坏血病的困扰。

　　当时，维生素 C、与它相关的酶，以及它对人体的影响尚未被全面地了解，莱纳斯·鲍林（Linus Pauling）就是一例。鲍林是 20 世纪 70 年代的维生素 C 疗法权威，也是维生素 C 临床研究的先驱人物。有一群研究者推荐以大剂量维生素 C 来治疗看上去五花八门的各种疾病，鲍林是其中最负盛名的一位。他们提出过一个颇具争议性的理论，即现代的心脏病是身体对轻微坏血病症状的反应，动脉中累积的疤痕和斑块往往与心脏病发生联系，实则是人体在试图修补维生素 C 缺乏造成的内部血管病变。根据该理论，胆固醇和斑块的累积是人类在冰河时期发展出来的一种生存机制——那时，漫长的冬季又寒冷又潮湿，导致人类的饮食长期缺乏能提供维生素 C 的新鲜食物——而现在，这一遗传机制的效用丧失殆尽，只留下了心脏病。不过，这些理论仅仅是猜想，并没有受到医学界或科学界的广泛认同。

坏血病公认的临床症状会在膳食中缺乏维生素 C 持续 60—90 天以后，缓慢地显现出来（不过在船上，坏血病的袭来要快得多，因为这种缺乏在水手起航前就已发生）。忧郁、沮丧、倦怠和缺乏活力等心理体征会先于虚弱、协调性变差、容易瘀伤、关节疼痛和肢端肿胀等生理表征到来，随后病人的牙龈也肿起来，质地变得像海绵并浸满鲜血。病人呼出的气体散发恶臭，皮肤的颜色变得蜡黄，质感如同胶皮一样。内出血会在皮肤和眼底留下紫色的小斑点，在疾病末期，此前愈合了的骨头将再次开裂。若不摄入维生素

C，心脏和大脑附近的内出血可能是致命的，这通常发生在突然发力之后，例如从平躺姿态坐起的时候。除了维生素 C，没有其他物质能让这些损伤恢复过来。

健康人体内维生素 C 的水平一般在 900—1500 毫克。人体每天对这种维生素的需求量大约是 50 毫克，当它的基本水平跌至 500 毫克以下，坏血病的症状就会开始出现。如果体内的维生素 C 储备持续偏低，病情还将进一步恶化。伴随年龄的增长，人体储备维生素 C 的能力将会下降，这解释了船上的男孩们何以能成为受坏血病影响最小、生还概率最高的群体。不同的国家也推荐在日常饮食中增加不同剂量的维生素 C，世界卫生组织的推荐剂量为 30 毫克，美国则建议摄入 60 毫克。（多种常见食品的维生素 C 含量请见附录。）由于人体对维生素 C 的消耗是持续性的，某些含有少量维生素 C 的食品如德式酸菜，在船上或许能充当一种有效的中期预防措施，但它们对这种疾病的治疗无能为力。当人体内的维生素 C 只有 500 毫克左右或更少时，满足人体每天的最低需求量仅能延缓疾病的恶化进程。

远离坏血病的最佳方式就是别让体内的维生素 C 含量降至正常水平以下。像风帆时代的航海者通常所做的那样，坐等症状出现以后才试图去“治愈”这种病，将令麻烦愈演愈烈。要在船上治愈这种病，就必须使用维生素 C 水平非常高的食材，然而要在船上储存这些食物并保持它们的新鲜几乎是不可能的。相反，如果水手在远航期间每天都食用德式酸菜，他们免遭坏血病侵袭的时间将远远超过通常所说的60余天。但是，当症状来袭的时候，水手想靠摄入大量的发酵卷心菜让自己体内的维生素C恢复到健康水平，则完全不可能。

普通水手的生活和工作条件也让他们格外容易遭受坏血病的摧残。海上生活不利于保持良好的健康状态，现代研究已经证明，在寒冷、潮湿、睡眠不规律也不充足的条件下，以及面临巨大压力，如武力惩罚、风暴或战斗威胁产生的恐惧时，身体对维生素C的需求将会增加。在对抗感染或发烧时，抑或伤口愈合过程中，身体也将消耗更多维生素C。在船上很难预防坏血病，因为水手劳动和生活的环境正是这种病终将到来的原因。受到这种工作和生活方式的影响，风帆时代的水手比在陆地上生活的人需要更多的维生素C，方能预防坏血病。

普通水手的健康状况让这个问题更趋复杂了。一般只有在漫长的冬天过后才会有人自愿加入海军，那个时候，他们已经有好几个月没吃过新鲜食物了。在被送往大海之前，在监狱里饱受煎熬的犯人们一直吃着差劲的食物，居住在潮湿、肮脏的环境里。在被强征来的海军新兵当中，登船之前就表现出坏血病早期征兆或其他膳食营养缺乏问题的人即便没占大多数，也绝不在少数。同样，当邻近商船上的船员被掳走时，经过几个星期或几个月的海上生活，他们可能已经发着烧或处在坏血病的边缘了。

即使船长知道水手表现出了坏血病的早期征兆，他们也不愿意驶回港口或在近岸的地方驻锚，以寻找新鲜的给养品。水手在进港后逃跑是一大问题，而且在没有友方港口的海岸，派遣狩猎和采集小队去寻找蔬菜可能是一件很危险的事情。船长既不会鉴别一种植物能否对抗坏血病，也不知道它是否有毒，除非有植物学家随船出海（直到18世纪末，外科医生学习植物学技能仍受到提倡）。在不能确保找到缓解坏血病的办法的情况下，靠岸就没什么吸引力了。此外，靠岸还有感染热病和痢疾的风险。即使驻锚地和陆地近在咫尺，甚至有船员出现了坏血病的早期症状，军官有时候也会禁止水手登陆，只有寻找淡水的队伍是个例外。这种做法在16—17世纪尤其盛行，那时的大部分世界都是全新而未知的。到18世纪，登上陆地是常有的事，而且也相对安全。然而，旧的偏见仍阴魂不散，出海的军事目的也没有为登陆预留时间。坏血病至少是发病缓慢、可预见的，还有很多未知的疾病会无差别地在整条船上蔓延，并且骤然致死，就连船长也不放过。1596年，鼎鼎有名的船长弗朗西斯·德雷克和理查德·霍金斯就因"一种伴随出血症状的热病"（疑为黄热病）在西印度群岛双双殒命。军官的健康状况和饮食条件比普通船员更好，因而也较少受到坏血病侵袭。不过，与黄热病或疟疾这类来势迅猛并且无差别地袭击每一个人的疾病相比，他们宁愿选择发病缓慢、专挑普通船员侵袭的坏血病。

受坏血病影响，水手更易沾染其他疾病，如黄热病、肺结核或痢疾。而其他疾病也会影响水手的身体状况，进而增大他们患上坏血病的风险。就算饮食中的维生素 C 足以让陆上居民免受折磨，风帆时代的普通水手也摆脱不掉坏血病。这在一定程度上解释了为何在今天看来如此简单的疾病，能在过去的几个世纪里一直令人苦苦思索、不得其解。

维生素 C 自身固有的脆弱性让问题更加棘手，也让那些在风帆时代苦寻解药的早期外科医生和科学家困惑不解。就连切开或挤压果蔬都会造成维生素 C 大量流失，而加热，哪怕是正常的烹饪也会导致同样的结果。若是按 18 世纪海军舰船的标准用铜锅做饭，被破坏的维生素 C 可超过总量的一半，或许高达 75%。铜锅煮过的卷心菜会流失超过三分之二的维生素 C，而将同样数量的卷心菜放在铁锅里烹饪，维生素 C 流失量还不到五分之一。1757 年，英国海洋外科医生约翰·特拉维斯（John Travis）曾错误地提出，坏血病其实就是铜中毒，是烹制腌肉剩下的"雪泥"中的铜绿引起的。长期贮存或烘干就算没将食物中的维生素 C 破坏殆尽，至少也破坏了一半。（例如，干制豆类不含抗坏血酸。）食物存放时间越长，维生素 C 流失就越多。由于这些疑团的存在，坏血病实用性疗法的发现成为那个时代的一大科学突破，其重要性不输 150 年后维生素 C 化学结构和人工合成方法的发现。

然而，风帆时代的人们对维生素 C 一无所知——他们也无法建立认知，早期的医生和科学家被自己守旧的理论和过于原始的技术禁锢住了。但是，到了 18 世纪中叶，西欧国家的海军迫切希望找到治疗坏血病的办法——水手伤亡太惨重了，而且如果让坏血病再这么肆虐下去，政治和商业后果也将极为沉重。坏血病是远洋航行的恶魔，曾有一场航行尤其鲜明地揭示了漠视这种病的惨痛代价，并推动英国皇家海军和医学界为寻找这种海上瘟疫的解决之道，展开了数十年的探索。

第三章

南太平洋的惨祸与胜利：安森勋爵的苦旅

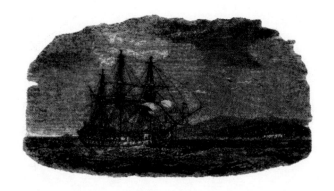

安森的船驶离南美，来自《环球航行记》(*A Voyage Round the World*)

1741 年 3 月 7 日，一支英国舰队经过几周顺风顺水的航行后，在绕行南美洲南端的合恩角时遭遇了南面吹来的强劲阵风，这是大风暴来临的前兆。太阳的光辉慢慢地被云雾遮蔽，浪花变成笨重而黑暗的怒涛，风也发出凄厉的呼啸。南半球秋季的狂风已经吹起，根据乔治·安森探险队的官方记载，这一天是"我们大多数人享受过的最后一个快乐的日子"。

对于那 5 艘战舰和 1 艘单桅帆船上的船员来说，这是他们为活命而苦苦挣扎 3 个月的开端。舰队顶着持续吹来的大风和汹涌的海流，艰难地向西南方向前进，风和海流仿佛要把舰队拉回东边那片礁石密布的锯齿状海岸。风的方向飘忽不定，撕扯着船上的索具；青紫发黑的云层席卷了天空，让舰队完全无法辨识航向；破碎的泡沫在甲板上翻涌。船只在狂野的海面上颠簸，冲进涌起的巨浪，任海水灌进舱口。暴风雨肆虐了好几周，让他们滞留海上的时间远超计划。船只急速转弯，接近失控。巨浪如同卷曲的舌头，在"群山一样崎岖峻峭的海上"高耸着，浪头就像悬崖，船只时而在上面摇摇欲坠，时而又跌入波浪之间的谷底，木质船身在冲击下颤抖着、悲鸣着。"我们迄今为止遭遇过的每一场暴风雨裹挟着的狂怒，似乎都合为一处，"航海日志记录道，"并且共谋着要让我们万劫不复。"

暴风雨的凶猛超出了水手最不着边际的想象。他们已经被痢疾和斑疹伤寒折腾得七荤八素，坏血病也开始伸出它丑陋的触角。此时，他们最需要体力来对付猛烈的暴风雨，可他们的身体却日渐衰弱。下层甲板上满是病人令人作呕的体液，人就趴在黏液上，随着船在狂风中的颠簸摇摆滑来滑去。令几名老水手毛骨悚然的是，他们在几十年前的战斗中负的旧伤又开始出血，粉碎性骨折伤愈的腿骨再度裂开。伤病让他们承受着剧烈的疼痛，同时又疑惑不解。"这种病……对我们的破坏性极大，它绝对是所有影响人体的疾病中最怪异、最难以理解的。因为，它的症状反复无常、千变万化，它的病程和后果也毫无规律可言。"起初，只有三分之一的人染病，他们躺在吊床上，在臭气熏天的船舱里摇摆。他们的牙齿很快开始松动，牙龈变黑，并已丧失了驾驭船只的意志。"有些人失去了知觉，有些人的肌肉收缩得仿佛要把四肢拽向躯干，还有些人形容枯槁，快要腐烂了。"

悬挂着吊床的舱室晦暗无光、恶臭扑鼻，那里很少有哪一天不死人的。死亡的痛苦封冻在他们狰狞的遗容上。在最大的一艘战舰百夫长号的日志上，坏血病致死被登记为日常条目，往往每天都有几例。1741 年 4 月 18 日："水手理查德·多尔比（Richard Dolby）、罗伯特·胡德（Robert Hood）和陆战队员威廉·汤普森（William Thompson）亡故。"4 月 28 日："水手罗伯特·皮尔斯（Robert Pierce）和约翰·梅尔（John Mell）亡故。"5 月 13 日："水手阿瑟·詹姆斯（Arthur James）和弗农·黑德（Vernon Head）亡故，后者系暴毙而亡。"每天都有人死亡的情况持续了一个半月，记录员最后都懒得记载死者姓名了。5 月 28 日："又死了两名水手和三名士兵。"有些死者被缝进自己的睡袋扔下了大海，但随着疾病的蔓延，幸存的水手连处置死者遗体的力气都没有了。许多死者被丢进船舱，他们在那儿变得僵硬，并且被冲得七零八落。其余死者则被搁在甲板上，随着船的行进在两舷之间摇来晃去。4 月这一个月，百夫长号就因坏血病损失了 43 人。5 月，随着舰队向北行进，他们期待在比较宜人的天气下，"它（坏血病）的破坏性将趋于缓和"，可这个月的死亡人数差不多是上个月的两倍。舰队在狂风大作的海洋上漂泊，天气平稳的日子屈指可数。直到 5 月底，暴风雨终于偃旗息鼓，天立刻就放晴了。

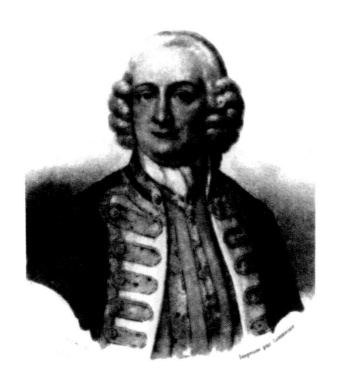

乔治·安森海军准将率领一支拥有六艘船的队伍完成了一次为期四年的

远洋航行，这次航行被历史学家描述为有史以来最惨痛的海上医疗灾难。

他的船员有近 **90%** 死于坏血病，在 1741 年离开英国的 5 艘战舰中，

**只有 1 艘返回家乡**

在这场骇人的煎熬中，两艘船彻底丢弃了绕过合恩角的希望，撤回了大西洋，而第三艘船遭遇了巨大的麻烦。在坏血病暴发前，韦杰号（Wager）上就已经有很多伤残人员和发烧的病人了。风暴折断了这艘船的后桅杆，只留下一根悬挂不了太多帆的破木桩，进一步使船瘫痪。在这艘船沿参差不齐、荒无人烟的智利西海岸一路向北的途中，暴风雨仍在持续袭扰，大部分人因坏血病无法正常工作，船只有沉没的危险。1741 年 5 月 14 日，韦杰号撞上了海岸遍布的礁石，化为碎片。大批船员葬身鱼腹，因为他们太过虚弱，难以在隆隆巨浪中游向岸边。

1739 年年底，英国和西班牙因加勒比海贸易和主权问题爆发战争。当时的乔治·安森还是个不起眼的中年军官，他年轻时曾在 1718 年帕塞罗角海战中同西班牙人作战，还指挥舰船执行过南卡罗莱纳和几内亚海岸的贸易护送任务。这一次，他奉命率领一支由 6 艘舰船组成的舰队前往南太平洋，也就是南美洲毗邻太平洋的海岸。对于皇家海军来说，他的这次任务前无古人，颇具冒险精神。进抵太平洋后，他接到指示"尽最大可能袭扰西班牙人……对于在海上遭遇的一切大小敌船，均应夺取、击沉、烧毁或以其他方式摧毁"。他还受命进攻几个城镇，不过他最重要的任务是俘获马尼拉大帆船，这种西班牙船只在阿卡普尔科（Acapulco）[1] 和菲律宾之间运输白银。由于货物价值巨大，马尼拉大帆船被称为"四大洋的犒赏"。这种船曾被英国私掠船俘获过两次 [1587 年的托马斯·卡文迪什和 1709 年的伍兹·罗杰斯（Woodes Rogers）]，但从未在皇家海军的正式行动中被俘。安森的远征是一个危险而重要的军事策略，旨在直捣西班牙的商业贸易心脏。

因这项任务，安森得到了 5 艘双层甲板战列舰、1 艘单层甲板单桅帆船和 2 艘小型补给船的指挥权。安森的舰队从 1740 年 2 月就开始集结，到 9 月中旬方才离开斯皮特黑德（Spithead）[2]。战舰包括排水量 1005 吨、搭载 60 门炮的大型旗舰百夫长号，排水量 853 吨、搭载 50 门炮的格洛斯特号（Gloucester）和塞文号（Severn），排水量 600 吨、分别搭载 40 门和 24 门炮的珍珠号（Pearl）和韦杰号，以及 200 吨的单桅帆船审判号（Tryal）。这些船的桅杆和帆需要修理，舱室和下层甲板也需要重新布置，以安置任务所需的额外水手和陆战队员。船只在造船厂里一再延误了好几个月。由于战争迫在眉睫，海军匆忙征调了几十艘船，造船厂里已人满为患。

实际上，找到几千名体格健壮的水手和陆战队员比修复那些船

---

[1]　阿卡普尔科，始建于 1550 年的墨西哥港口城市，位于太平洋沿岸。
[2]　斯皮特黑德位于英格兰东南部，是汉普郡南部的索伦特海峡附近的一片锚地。

只还要棘手。在造船厂为翻修老旧的船只而夜以继日、加班加点的同时，食品供应商正为置办补给忙得脚不点地，抓丁队则在造船厂所在小镇的大街小巷里游荡，以寻找新兵。但是，人群过度密集助长了斑疹伤寒和痢疾等传染病的传播，疾病在沿海城镇制造了骇人听闻的大破坏。海军的伤病员人数迅猛增长，超过了抓丁队找到或抓来新兵的速度。因此，在整个 1740 年夏季，身体健康的水手人数实际上还下降了，人手不足导致海军舰艇闲置了约三分之一。由于前一个酷寒的冬天格外漫长，到 1740 年春季，营养不良的人到处都是，新鲜食物的价格也一飞冲天，让这个问题更加严重。在安森的船员中，不少身体状况最好的人也已经有几个月没能吃上足量的新鲜蔬菜或水果了，这样的情况可能在秋收时节之后就出现了。即使是他们之中最强健的人，身体也不见得是健康的。

安森需要大约 2000 名水手，到 1740 年 7 月，船只的大部分维修工作都已宣告完成之时，他仍然面临着几百人的缺口。为了赶在 3 月风暴季来临之前穿过合恩角，安森急于启程。然而，征募额外的水手和收集最后的补给成了官僚主义式的噩梦，他肯定都对顺利成行不抱希望了。到 8 月初，他还是没能找到足够的人，海军部决定把切尔西皇家医院里的退伍兵撵出去，让他们参与此次行动。他们有 500 人，要么是在此前的战争中负伤致残或精神出问题的老兵，要么是由于体质太差而不能服现役的人。很多人都年过花甲，还有的都 70 多岁了。有的人走不动路，是被担架抬上船的。他们祈求着，希望自己能被送回医院，但凭他们自己根本回不去。按照安森的说法，他们是医院能送来的最为"疯癫和虚弱"的人，完全不适合服役。

震惊不已的安森把这些人称为"最老朽、最可悲的东西……相比军事任务，他们更适合养老院"。这件事让安森感到恼火和厌烦，他后来在此行的正式报告中写道："他们连敌人的影子都没见着，也不曾为自己参与的这项事业贡献分毫，他们的归宿很可能就是无谓地死于顽固而痛苦的疾病；这也就是他们耗尽青春的血汗，为国服役之后的下场。"海军部试图在战前清理医院，为可能很快就会到来的新伤员让路；海军当然知道，那些老弱病残当中几乎没人能适应海上的严酷生活。实际上，离开医院的人里只有一半登上了安森的船；大部分能行走的人都逃离了舰上注定到来的死亡，转而面对朴次茅斯的贫民窟里不那么确定但也很可能发生的死亡。有的逃兵后来曾向医院申请恢复他们的救济金，而且幸运地拿回来了。当舰队抵达智利以西的海域时，船上几乎所有的退伍兵都已经在不到一年的航行中死去了，多数人死于在合恩角抗击风暴时发生的坏血病大流行，正应了安森的悲惨预言。这支"老弱病残小分队"在行动中一无是处，还导致船只在起航时超员，反过来加剧了其他疾病的传播，许多健康水手因而丧生。

看到前来支援舰队的一大群陆战队员之后，安森更是失望透顶。几乎所有人都是没有经验又怯生生的新兵，"他们对自己的职责一无所知，派不上用场""还没参加过训练，更从没获准开过火"。大部分人都患了热病或痢疾，很快就把船舱塞得满满当当，他们在阴冷潮湿的舱室深处受罪，昏昏沉沉、大汗淋漓。席卷老弱病残之后，坏血病又以极强的致命性缠上了陆战队员，杀死了他们中的多数；舰队抵达胡安·费尔南德斯群岛（Juan Fernandez Islands）时，80%的陆战队员都丧生了。韦杰号的遭遇就很能说明问题，这艘在智利沿岸搁浅的船搭载的老弱病残的船员和陆战队员是舰队中最多的，这些人的数量比健康船员多出50%。

8月底，老弱病残的船员们已经在船上安顿下来，庞大的船员规模所需的大量补给已经落实，船舶结构中最严重的问题也已修复。舰队为危险的行动做好了准备，对于很多已经在原地驻泊的船上生活了小半年的人来说，这一定是个令人兴奋的消息。在船上，他们靠定量供应的口粮过活，新鲜土豆、韭葱或卷心菜是偶尔的调剂。倒霉的是，不利的风向让他们在港口多停留了几周。接着，在9月初，安森意外地接到命令，要求他护送一大批商船和运输船前往西印度群岛和北美洲。这项工作既乏味又冗长，152艘小船聚拢在安森的舰队周围，慢吞吞地向西航行。当安森的舰队向南方转向，开往葡萄牙西南海岸以外的马德拉群岛时，风又一次阻碍了他们。两周的航程花费了将近 6 周，直到 10 月底，岛屿才映入了他的眼帘。尽管坏血病尚未现身，可船上的人已经奄奄一息了。

由于舰队在真正起航之前已经"驻港"了几个月，水手们得到的口粮几乎没有新鲜蔬菜和水果。对于 18 世纪的舰员和现代的旅行者来说，在港口驻泊的意义完全是两回事。驻泊的军舰会在距离岸边还很远的地方下锚，一次性停留几周，甚至几个月，这期间船员仍要留在舰上。除非和抓丁队一起上岸抓捕新兵，不然他们就没什么获取新鲜食物或享受登岸假期的机会。此外，他们的队伍太过庞大，过于高昂的开支也影响了饮食的品质。所以，在遭遇西班牙船只以前，疾病，尤其是坏血病就已经摧毁安森的大半数量水手，还一手促成了韦杰号的失事。这种情况一点也不奇怪，实际上安森本人也不怎么惊讶。海军部已下令采取了当时通行的抗坏血病措施：每日配给两盎司醋、稀硫酸（硫酸掺酒）和一种被称为"沃德滴剂和药丸"（一种强力的泻药和利尿剂，很多水手在艰难绕行合恩角时服用过）的强效成药。安森"给了军医很多这种药，因为病人乐于服用它们；有一些人这样做了，尽管据我所知，没人相信这种药能起作用"。乔舒亚·沃德（Joshua Ward）骗人的药物让下层甲板的卫生状况更加恶劣，一些本可能活下来的人因此越发虚弱，最终死去。

这场远征的阵仗太大，准备时间也太长，伦敦的法国间谍向西班牙人告了密。后者仓促地组织了追击安森的舰队，以阻止他截获那巨大的宝船。1740 年 10 月，西班牙海军上将唐何塞·皮萨罗（Don José Pizarro）率领 5 艘军舰离开桑坦德，前去截击安森并挫败他的野心。这两队战列舰将在世界的各个角落互相追逐。

安森的舰队用了几个月的时间横渡大西洋，抵达南美洲沿岸时已是 12 月。尽管他们曾在巴西外海的圣凯瑟琳岛停泊了大约 1 个月，然而船员在大部分时间里都留在了船上。在圣凯瑟琳岛，"各种时令的水果和蔬菜比比皆是，几乎无须耕种，并且可以大量获得；因此，菠萝、桃子、葡萄、橙子、柠檬、香橼、甜瓜、杏和大蕉在这里样样都不缺"。安森还采买了一些洋葱和土豆。但是，由于岛上的葡萄牙总督作梗，这些产品的价格十分高昂。总督安排"哨兵把守着所有街道，不让人们把任何给养卖给我们，除非要价高到我们难以承受的地步"。安森和他的事务长仅能为船员们购买少量的果蔬。船上的很多水手在登船前就已经病了，新鲜食物本可预防坏血病的发生，可他们又在新鲜食物严重缺乏的情况下度过了至少 6 个月。正当他们即将进入航程中最危险的水域、或许是世界上最危险的水域——因天气无常、水流汹涌而恶名昭彰的南美洲合恩角周边航道——船员们已经虚弱至极，坏血病的种子开始萌发。

安森的船围绕着合恩角乘风破浪，几乎每天都有尸体被扔下海。与此同时，皮萨罗率领的西班牙舰队试图先在马德拉群岛拦截他们，然后沿南美洲海岸线继续延阻。西班牙舰队还尝试绕过合恩角进入太平洋，冲在安森的前面，在南美洲的西海岸守株待兔。皮萨罗的 5 艘战舰共装备了 284 门炮，比安森的 6 艘战舰搭载的 220门炮更胜一筹。这支由战列舰组成的舰队令人生畏：旗舰亚细亚号（Asia），排水量约 1200 吨，装备 66 门炮；吨位相仿的吉普斯夸号（Guipuscoa），装备了 74 门炮；赫米奥纳号（Hermiona），介于850—900 吨，搭载 54 门炮；希望号（Esperanza），约 800 吨，装备50 门炮；圣艾斯特凡号（St Estevan），约 600 吨，40 门炮。皮萨罗麾下共有 2700 名水手，此外还有几百名步兵已被送往秘鲁去增援那里的守备部队。尽管西班牙船比英国船相对大一些，但在如此漫长的航行中，西班牙船只上照样拥挤不堪。西班牙人的补给也很糟糕，他们为了赶上安森的舰队而仓皇离港，只准备了 4 个月的补给品，并得到指示，要他们到布宜诺斯艾利斯再补充更多的食物和水。听信了安森正停泊在圣凯瑟琳岛港口内的传言后，皮萨罗不等舰队完成补给就冲出了布宜诺斯艾利斯，只有这样他们才能抢先绕过合恩角。

1941 年 3 月袭扰过安森舰队的风暴也重创了西班牙的舰队，在可怕的暴风雨中，赫米奥纳号及至少 500 名船员被卷入了怒涛。吉普斯夸号上少说有 700 人，它同样遭受了风暴的袭击，并且撞向海岸遍布的礁石，一半乘员丧生。其他三艘船被狂暴地席卷向东，回到了大西洋，最后于 5 月在蒙得维的亚（Montevideo）的拉普拉塔河上重新汇合。几乎与此同时，损兵折将的安森舰队跌跌撞撞地来到了胡安·费尔南德斯群岛。皮萨罗的队伍更是山穷水尽，且不说水手得不到新鲜食物，在他们同合恩角的风暴缠斗的几个月，船上储备的 4 个月的补给也耗尽了，他们已陷入饥荒。关于坏血病是否曾在西班牙船只上流行，并无确切的记载。然而，考虑到海上逗留的时间和连正常口粮都供应不上的情况，西班牙水手根本不可能吃到什么新鲜食物，更不可能在这样的条件下逃过坏血病。毫无疑问，水手们虚弱的体格造成了两艘船的损失。在听取了西班牙指挥官遭遇煎熬的报告之后，安森写道："他们堕入了如此无穷无尽的痛苦之中，被抓到的老鼠都能售出每只 4 枚西班牙银圆的高价。"据说，一名水手为了冒领微薄的食品配给，将自己兄弟的死讯隐瞒了好几天，并一直与腐烂中的尸体睡在同一张吊床上。他们抵达蒙得维的亚时，幸存的 3 艘船上有超过一半的船员死去。

圣艾斯特凡号损毁严重、难以为继，其他船只的风帆出现裂口，桅杆也折断了，在夏季期间仅能部分修复。在接下来的 1741年 10 月，亚细亚号和希望号再次尝试绕过合恩角，然而它们没能成功，又一次被送回原处。尽管安森和英国舰队并不了解西班牙人在 1741 年春天经历了何等的灾难，但他们初战告捷。不过，这场胜利并非源自他们自己的努力，而是由于西班牙舰队的处境和补给很有可能更糟。

绕过合恩角之后，在延绵几个月的可怕风暴中失散的安森残部各自向北行进，跌跌撞撞地开赴位于胡安·费尔南德斯群岛的会合点。那是一座距离智利海岸线几百英里的小岛，位于圣地亚哥以西。他们希望在那里重整旗鼓，在继续执行任务之前休养生息。仅在旗舰上，每天就有五六名水手死于坏血病，他们的遗体被毫不留情地扔进了大海。在其他两艘船上，死亡率甚至更高。厄运持续纠缠着他们，由于未能准确计算自身所处的经度并确定海上位置，他们6月才抵达该岛，这比预期晚了好几周。当百夫长号为寻找该岛而盲目航行的那段时间里，又有80人因坏血病离世。

在绕行合恩角期间死于坏血病的人太多了。3艘船在胡安·费尔南德斯群岛下锚时，百夫长号仅剩70人能够履行职责。另一艘船格洛斯特号已经"把三分之二的乘员扔出去了，还活着的人也没几个能坚守岗位，除了军官和他们的佣人"。较小的单桅帆船审判号也未能幸免，它的船员也损失过半，仅剩船长、一名上尉和两名水手可以"待命出海"。随着天边露出的陆地越来越近，幸存的水手们痛哭流涕，脸上写满了怀疑。"你很难相信我们见到海岸时的急切之情，以及我们对接下来映入眼帘的绿色植物和其他新鲜补给是多么渴望。"与正常的舰船相比，这些船更像失事的残骸，被撕碎的风帆在折断的桅杆上摇曳，一群垂死之人挤在甲板上，就为了瞧一眼他们一直在寻找的陆地。夜幕降临之时，船只悄悄地漂进一处港湾，并且驻下了锚。人们几乎不敢相信自己得救了，极少数身体状况尚可的人开始将病人和补给摆渡上岸。这项工作花费了很多天，因为那些人的身体也不好。幸运的是，他们得到了好天气的眷顾，毕竟据官方报告记载，"即使所有人都连轴转，我们也难以在紧急情况下集合起操控船只的充足人手"。许多尚在死神门前徘徊的人，刚从污秽的船舱里被转移到清洁的空气中，就安详地离开了人世。

在这座林木繁茂、地形起伏的岛屿上，他们建起了临时营地，并开始照护病人、盘点损失。他们身处与南美洲毗邻的未知水域，而且要同惯于在荒芜艰苦的海岸地带居住的敌人交战。虽然他们身负积极袭扰西班牙航运的命令，但多周以来他们都畏缩不前，为哪怕是很小的西班牙船只前来探营而担惊受怕。他们清清楚楚地知道，一支拥有 5 艘战列舰的西班牙舰队已被派往太平洋追赶他们，一旦在当时的情况下被发现，他们肯定会被俘获，大概率还会被杀死。尽管英国水手仍然拥有 2 艘巨型战舰和 1 艘全副武装的单桅帆船，然而一旦战事爆发，他们连驾驶一艘船投入战斗的健康人手都没有。安森是个意志坚强、生性乐观的人，可他也知道情况看起来不妙。一支强悍的海上力量遭到了莫名其妙的削弱，仅仅剩下 3 艘破败不堪、损坏严重的船只。超过 1000 名水手已经殒命大海，多

数的死因都是坏血病，还有几百个有气无力的人在海滨步履蹒跚地
搜寻新鲜食物。在他们登陆后的 1 周多时间里，每天都有人不断死
去，完成任务的希望看起来十分渺茫。

　　幸运的是，安森和探险队剩下的人手发现胡安·费尔南德斯群
岛是个十足的世外桃源，生长着"几乎所有被认为可治愈坏血病的
蔬菜……这些蔬菜，连同我们在这儿获得的鱼类和肉类，对于我们
病人的复健大有裨益，对健康的人同样有着巨大帮助。它们摧毁了
坏血病潜伏着的种子，让我们得以恢复此前的体能"。据说，当有
些水手用他们摇摇欲坠的牙齿啃食多汁的水果时，他们激动得浑身
发抖。经过几个月痛苦而漫长的康复，幸存的英国水手摆脱了可怕
的煎熬，并且为离开他们的避风港做好了准备。然而，死亡人数是
骇人听闻的：3 艘船上共有约 1200 人，其中只有 335 人活了下来。
仅百夫长号一艘船的定员数就在 500 人上下，尽管剩余的水手足够
开动 3 艘船，但他们不能在开船的同时操纵大炮——每一门大炮的
炮管长度有 10 英尺左右，重约两吨，需要 6—10 人组成的团队来
操作。百夫长号装备了 60 门炮，格洛斯特号也差不多。

　　9 月中旬，一艘帆船从天边出现了。几个月以来，他们一直等
待着被西班牙人发现的一天。在他们看来，能休养这么久纯属好运
眷顾，来者要么是皮萨罗的舰队，要么就是从秘鲁来的巡逻队。一
支临时的队伍被集中起来，登上了百夫长号并上前迎敌。结果来者

是一艘仅有简易武装、由利马开往圣地亚哥的西班牙商船，朝它的船头开了几炮之后，英国人兵不血刃地俘获了它。从被俘的船员口中，安森得知了一个令人后怕的消息：一艘西班牙战舰的确曾在胡安·费尔南德斯群岛守候他们，但它在英国人抵达前的几天就离开了，因为它以为他们已经在绕行合恩角的时候被摧毁了。冥冥中自有天意，安森对经度的错误计算使得百夫长号的抵岛时间比计划延误了近两周，付出了大约80条人命的代价，但此举可能让整支舰队逃过了被俘和死亡。

安森也得知了皮萨罗的舰队所遭遇的厄运，这一消息已经从陆路传过了南美大陆。他指派了一些船员去控制被俘的船只，并且把西班牙水手分派到自己的船上干活。此后的几个月里，他们又俘获了几条西班牙商船，突袭了西班牙人控制的城镇派塔（Paita），并将这座城的大部分付之一炬。接着，他们向北前往阿卡普尔科以搜寻马尼拉大帆船，但一无所获。在这段时间里，大概是因为能经常吃到从商船上夺取或从岸上劫掠来的新鲜食品，他们保持了健康，坏血病没有再找上门。安森不想等到西班牙当局再组织一支舰队来追踪自己，商船得知他前来袭扰的消息之后也变得十分警觉，于是他决定离开西班牙美洲殖民地的太平洋沿岸。他下令释放了西班牙俘虏，但留下了来自西印度群岛和太平洋的岛民，以补充他所剩无几的船员。

安森打算花两个月的时间横渡太平洋，前往中国广州，东印度公司在那里设有贸易站。他下令烧毁、凿沉所有被俘的船只，因为他的人手仅够充实百夫长号和格洛斯特号两艘船了。俘虏们于阿卡普尔科附近重获自由，两艘满载着白银、黄金、宝石和其他贵重货物的船在 1742 年 5 月 6 日方才启程向西。他们晚了几个月，没能赶上强劲的信风，于是毫不意外地被困在了海上。在极端缓慢的航行期间，坏血病又一次出现在这两艘苦苦挣扎的船上。医生和其他人一样百思不得其解，他们一直都在饮用洁净的水，吃着相当不错的食物；船上环境清洁，也不拥挤，还经常能捕获鲜鱼。不过，船上的日志没提到新鲜水果和蔬菜。7 月 5 日，第一例死亡在广阔无垠的太平洋上发生了，之后死亡以每天 5 人的速度持续出现。沃德滴剂和药丸还对很多人造成了不必要的伤害，醋和硫酸当然也毫无用处。

没有其他死法比死于坏血病更可怕、更令人闻风丧胆的了。8 月中旬，由于没有足够的人手来维修损坏的桅杆和索具，安森下令放弃格洛斯特号。在格洛斯特号活着的 97 人里，只有 27 人尚能站在甲板上，其中还有 11 名小男孩。病入膏肓的水手被装在网兜里从下层甲板吊上来，然后被运送到随船的小艇上。其他人则闯入酒窖，在船被付之一炬之前喝得酩酊大醉。这艘巨舰熊熊燃烧了整整一夜，接着在火苗侵入火药库之后发生了爆炸，那时已是上午 6

时。"格洛斯特号就这么完了，"一名准尉写道，"这艘船是英国海军中如假包换的美人。"在仅存的百夫长号上，可怜的船员们"像腐烂的绵羊一样"被扔出去，这种情况以每天 10 人的速度持续着。这艘船装满了抢来的货物，已经严重超载，还突然发生渗水。可是，过于虚弱的船员既无法开动它，也难以修补损坏的部分。至于安森本人，他曾是这支不可一世的舰队中高高在上的准将，如今也得和仅剩的几个壮劳力一起在水泵旁劳动。航海日志显示，他们已从阿卡普尔科向西航行超过 6500 英里，可陆地依旧无处可寻。

　　直到 8 月末，水手们才找到了马里亚纳岛链的天宁岛（Tinian）。"我笃定，"百夫长号上的一个名叫索马里兹（Saumarez）的上尉写道，"倘若我们再在海上多耗 10 天，我们就可能因驾船人手不足而失去这艘船。"当破破烂烂的船驶入港口，安森亲自上阵帮忙，将奄奄一息的病人摆渡上岸。健康的人切开多汁的橙子，然后把救命的果汁挤入垂死水手满是疮口的嘴巴里。天宁岛出产"牛、猪、柠檬和橙子，在当时，这些就是我们想要的唯一的财宝"。10月底，这些人总算康复了，船也基本上修好了，活着的船员只剩下几百人。索马里兹上尉发表了自己的外行见解，他认为坏血病"以极度可怕的症状现身，简直令人难以置信……所有的医生穷尽他们的灵丹妙药也难以找到治愈坏血病的办法"。他宣称，没有什么"可与一畦青草或一碟绿菜的味道相媲美"。离开天宁岛之前，安森下令在货舱里塞满了橙子。

　　这艘满目疮痍的船几乎丧失了适航性，只得跌跌撞撞地停泊在广州附近的澳门港内。历经没完没了的拖延和诸多官僚主义的滋扰之后，安森终于为适当地修复百夫长号确保了援手和补给。他于1743 年 4 月离开，在饱受磨难、屡次犯险之后，他仍然决意攻击马尼拉大帆船。百夫长号只有 227 名水手，其中还包括几十名小孩，以及一些从澳门带上船的荷兰和东印度水手，安森的决定是一场鲁莽十足的赌博。"我们每一个人都怀有深深的忧虑（而且绝非毫无依据），"安森写道，"要么会死于坏血病，要么则与这艘船一起灰飞烟灭。由于没有足够人手来驱动船上的水泵，这艘船可能很快就会沉没。"然而在 1743 年 6 月 20 日的一场不起眼的战斗中，一艘大帆船支撑 90 分钟后投了降。就在菲律宾的圣埃斯皮里图角（Cape Espiritu Santo），安森俘获了科瓦东加号（Covadonga）这艘"四大洋的犒赏"。他的手下阵亡的只有 3 人，另有 17 人负伤，而科瓦东加号上有 67 人被杀、87 人负伤。尽管科瓦东加号比百夫长号更大，船员人数也更多，但它并非一艘战舰，其水手也不是作战人员。安森把两艘船都带回了澳门，在那儿遣散了俘虏，并且卖掉了空船。

　　这次大胆行动的收获同样大得惊人，安森和其他幸存者回到英国之后，曾在伦敦的街头游行，同游的 32 辆四轮马车满载着 200

万—300万磅金银条块。在这场乏善可陈的战争中，安森的壮举是一场辉煌的胜利。尽管伤亡惨重，但它仍被赞誉为伟大的成就。几百名幸存者一夜暴富，从战利品中拿走最大一份的安森更是富可敌国，而且树立了自己的威望。很快，他就被擢升为蓝旗海军上将（Admiral of the Blue），1751年又出任海军大臣，并担任这一职务直到1762年逝世。在任期间，他致力于为舰上卫生带去积极革新，并鼓励坏血病研究。在喜悦逐渐褪去之后，大批水手丧生的沉痛事实才平息了疯狂的庆祝。在4年前离开的2000人当中，还活着的不过数百人。在幸存的人当中，许多都落下了残疾。军官们特别表示，自己的身体再未复原。

除了带来意料之中的财富和对民族自豪感的激励，安森的远洋航行还开启了坏血病研究在英国的黄金时代。这场航行提升了公众对坏血病社会成本的认知——如今，每个人都知道死于坏血病的英国水手人数，往往比死于海难、风暴、其他各种疾病和敌对行动的人数加起来还多。此外，由于太多人员死于坏血病，安森不得不在太平洋上放弃了格洛斯特号，这样的船造价昂贵得离谱。很明显，就算海军部视水手生命如草芥，它还是很珍惜自己的舰船的。当太多的人短时间内在远离本国水域的地方死去，价值连城的舰船就不得不被放弃。不论这船有多么雄伟壮丽，在没有水手和陆战队员正确操纵的情况下，它都毫无用处。

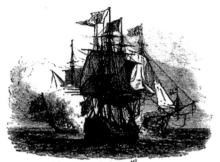

安森的《环球航行记》封面展示了较小的百夫长号向西班牙宝船

科瓦东加号连续开火的场景。尽管船员遭遇病痛折磨，船上人手短缺，

安森还是大获成功，他本人和数百名幸存者都成了巨富

纵观 18 世纪，七年战争、美国独立战争、法国大革命，以及

更晚些时候的拿破仑战争等对法战事，是英国人自两个世纪以前的无敌舰队之后所面临的最大威胁。让皇家海军摆脱坏血病的掣肘，是国家安全的第一要务。在安森远航之后的几十年中，大概有数十位不同的医生介绍过这种疾病和它的疗法，这与此前两个世纪里仅有少数新观点被提出的情况形成了鲜明对比。尽管对海军疾病的研究越来越流行，可在安森远航之后的几十年里，坏血病仍是一个巨大的谜团。要解开扑朔迷离的坏血病疑团，就意味着要撼动医学推理的根基，因为这一根基本身就给新观点的提出制造了巨大障碍。面对工业革命引领的新时代里的问题和疾病，原本的根基已不合时宜。

第四章

镜花水月：求索良药的开端

1601 年，詹姆斯·兰开斯特爵士接受新成立的东印度公司委任，率领一支由 4 艘商船组成的小规模船队，踏上了前往远东香料群岛的探路之旅。作为伊丽莎白时代英国的传奇人物之一，兰开斯特是海上的老手，因大胆的商业冒险和 13 年前同西班牙无敌舰队的战斗而闻名于世。这次任务危机四伏，但潜在收益同样丰厚，这正合兰开斯特这种人的心意。他应该很清楚这样一场远航中的最大威胁是什么——既非在数不清的未知海岸失事，也非遭受敌对的葡萄牙商船攻击，而是来自坏血病和其他疾病。即便在那时，他也早已明白，自己麾下的许多人——从以往的航海经验看，大约一半——将在船只抵达苏门答腊岛或其他以香料贸易闻名的岛屿之前悲惨地死去。兰开斯特的同时代人理查德·霍金斯爵士在 16 世纪 90 年代写道："我敢负责地讲，自我纵横大海 20 年来，受这种病折磨的人我足可报出一万个。"

兰开斯特的探险队最令人惊奇的并非他从货物和贸易活动中取得并最终带回英国的巨额财富，而是他成功令自己的旗舰红龙号（Red Dragon）上的船员躲过了坏血病的纠缠（尽管许多人后来死于其他疾病）。当其他 3 艘船的船员在绕行非洲南端并开始被这种可怕的疾病打倒之时，红龙号上的船员却一直很健壮。"而指挥官的手下比其他船上的人身体更好的原因在于，"此次航行的书记官写道，"他（兰开斯特）出海时带了几瓶柠檬汁，只要还有剩下的，他都会在早晨给每个人分 3 勺；饮用要空腹，中午之前不允许吃任何东西……指挥官用这个法子救活了很多手下，而且还保护了其他人。"在后来的航行中，坏血病又一次浮现，兰开斯特便率领他的船队开进一个港口，"以便借助橙子和柠檬让我们的人恢复过来，让我们摆脱这种疾病"。买回成千上万个柠檬之后，他命令手下将它们榨汁，制成成桶的"柠檬水"，其实那很可能就是兑水的柠檬汁。

多年来，英国商船在远途航行中携带柠檬汁都是常有的事，这样做不只是为了治疗坏血病，更是为了预防这种病。1617 年，东印度公司的医务总监约翰·伍德尔（John Woodall）在他写给海军军医的医疗建议和指南性著作《军医的伙伴》（*The Surgeon's Mate*）中写到，东印度公司的船经常以柠檬汁作为日常性预防措施。"在供应商的支持下，每一艘驶离英国的船都获得了大量的柠檬汁，"他写道，"它们是专为每一个亟须拯救的可怜之人准备的救济，对于罹患坏血病的可怜人来说，它们是极佳的宽慰。"荷兰东印度公司的商船也频繁地在航行中使用柠檬汁，它甚至还在毛里求斯和好望角等沿途重要站点开辟了柑橘种植园。17 世纪早期，坏血病主要是商业船队面临的问题，因为当时的海军专注于近岸防御，极少航行到遥远的海外，更不怎么在那里驻扎。

17世纪初，柠檬汁被认为是解决坏血病难题的通行手段。尽管没人能说清楚柠檬汁奏效的原理，还是有数不清的探险队同时将它用于预防和治疗——然而，这个妙招时常与其他昏招混在一起。1602年，弗朗索瓦·皮拉德率两艘法国船只前往香料群岛，并记录了坏血病对水手家常便饭一样的袭击。在对这种热病的详细记载（包括一份可怕的尸检报告，该报告显示死者肺部萎缩干枯、肝脏和大脑肿胀变黑）中，他观察到"没有比香橼、柑橘及它们的果汁更好或更确切的疗法了：有过一次成功经验之后，每个人都备下了这些东西，以备不时之需"。同样地，早期的美洲殖民者也知道用柠檬汁治疗坏血病。17世纪的普利茅斯殖民地总督特拉华男爵（Baron De La Warre）曾在罹患坏血病时航行至加勒比海。"在那里，我找到了对健康有助益的东西，"他写道，"新鲜的膳食，尤其是柑橘和柠檬……无疑是治疗那种疾病的良方。"

兰开斯特如何能知晓柠檬汁的作用仍然是一个谜，或许是他在葡萄牙的成长经历发挥了作用。为了学习当时通用的国际贸易语言，他年轻时曾在葡萄牙居住多年。柑橘类水果天然在那里分布，也是日常饮食的一部分。可能正是在那里，他洞悉了葡萄牙商人的智慧。几十年来，葡萄牙商人一直在不经意间利用柠檬汁治疗短途航行中的坏血病。早在 16 世纪中叶，也就是葡萄牙人开始向东方的印度、马来西亚和摩鹿加群岛拓展他们的贸易帝国之时，一位记录员就在佩德罗·卡布拉尔领导的一次航行中记载，"嘴巴里的诅咒"袭击了许多船员。后来船只开往蒙巴萨（Mombasa）停泊，在那里，他们购买了新鲜的肉类和水果来治病，"世上最好的（橙子）……令他们恢复了健康"。16 世纪末，墨西哥内科医生奥古斯丁·法兰（Augustin Faran）的一篇医学短文给"未获悉心照料、牙龈被吞噬、牙齿裸露、口腔肿胀的人"出主意称，"要阻止这种病，他们就要按如下方法行事：取半个酸橙或酸橘子榨汁，混以热烘或碾碎的明矾服用"。

在伊丽莎白时代的英国，最初的几名私掠船船长对柠檬汁的治疗特性也有所认识。16 世纪 80 年代，约翰·戴维斯爵士从南美的西班牙人居住地掠夺了土豆和其他新鲜果蔬，并写下了新鲜水果对坏血病的作用。16 世纪 90 年代，理查德·霍金斯曾与巴西的葡萄牙移民交易橙子和柠檬。"我的队伍里充满愉悦的气氛，"他写道，"见到这些橙子和柠檬，许多人仿佛重拾了信心。这是上帝的力量和智慧中的非凡奥秘，伟大而又鲜为人知的品性被深藏于这水果之中，令它成为治疗这种病的良药。"弗朗西斯·德雷克也写到，自己的船员患上的坏血病被"大量令我们重焕活力的柠檬"治愈了。

在 17 世纪的早些年里，英国和荷兰东印度公司均能在多次贸易探险中把坏血病扼杀在萌芽状态。可随着时光流逝，那个神秘而可怕的船员杀手又一次出现了。不知怎么回事，一度众所周知且备受信赖的救命良药柠檬汁或"柠檬水"不复当年之勇。船长们仍然能够意识到新鲜农产品的重要性，可他们不再携带瓶装的"柠檬水"了，而是将航程拆分成在海外港口之间一系列令人绝望的短途奔袭。意外延误、不利的风和错误的导航带来了可怕的折磨和不可计数的死亡。经过多年的有效防控，英国和荷兰东印度公司的负责人们变得骄傲自满，而随着坏血病发病率的下降，新一代的公司负责人和船长开始质疑价格高昂的柠檬汁的意义——他们可能认为自己向贪婪的柠檬商人付出了过于可观的金钱，正是柠檬商人再造了坏血病的"迷思"，以便哄抬治疗成本，而这不过是一场骗局罢了。不得不饮用这种苦味果汁的水手也怨声载道，因为它不符合他们的北方口味。分发给水手的果汁质量和数量参差不齐，也让它失去了信赖。到17世纪30年代，即兰开斯特在前往东印度的开创性航行期间，通过每天向水手分发少量柠檬汁成功预防坏血病暴发仅仅30年之后，东印度公司就狂热地将罗望子和硫酸追捧为最佳的抗坏血病措施了。

预防医学的概念似乎也成为明日黄花，为尚未在船员中暴发的疾病花费金钱的想法，对于17世纪的商人来说是陌生的，对于后来的英国和法国海军也是如此。尽管柠檬汁有时候会被带上船，但数量一般不多，并且由军医直接管控，仅在坏血病发生时用作"解药"。然而，保存柠檬汁的问题在于，分发给患病水手的数量总是太少。到坏血病的症状出现时，要想阻止不可避免的衰弱和死亡，所需的维生素 C 数量要大得多。对于一名已经出现坏血病典型症状的水手来说，一勺柠檬汁几乎没有作用，这可能进一步导致它丧失军医和舰长的信任。

　　毫无疑问，柠檬汁价值不菲。柠檬不是每个季节都有，因而并不总能在短时间内供应给往来船只；英国与荷兰的船只往往很难获得柑橘类水果，因为这类水果大都生长在西班牙及其地中海和大西洋东岸盟友的控制区域。信奉天主教的西班牙与信奉新教的英国和荷兰龃龉不断，来自这些国家的商人只好去寻找更易得或更廉价的本土办法，比如德式酸菜或苹果酒。在《军医的伙伴》稍晚近的版本中，约翰·伍德尔推荐了辣根菜、豆瓣菜、加仑、鹅梅、芜菁、萝卜、荨麻及其他植物作为更易获得的替代性抗坏血病食材。以上不少植物在新鲜状态下都是很不错的维生素 C 来源。然而，为了在漫长的远洋航行中保存这些植物，它们必须被烘干存储。这样一来，它们的功效就算没有彻底丧失，也会大打折扣。

　　17 世纪 60 年代，莱比锡的科学家安德烈亚斯·莫伦布洛克（Andreas Moellenbrok）肯定了干辣根菜的功效。由于他对"辣根菜中的挥发性盐"的称赞，荷兰船只配备了用于炮制干辣根菜的蒸馏装置，以便在水手们出现热病早期征兆的时候制成辣根菜茶。但是，烘干的辣根菜已经丧失了绝大部分维生素 C，对水手几乎起不到什么积极作用。

尽管西班牙和葡萄牙拥有可靠而低廉的柑橘类水果供应，坏血病还是使它们的船只瘫痪了。在 1588 年进攻英国的无敌舰队上，坏血病和其他疾病到处肆虐。疾病是无敌舰队最终落败的一个关键因素，尽管它并未被正视。西班牙和葡萄牙的医生似乎追随英国人与荷兰人，远离了柠檬汁这一方案，走上了注定失败的道路。到 18 世纪，柠檬汁已不再是商船上的标准配给了。西班牙的胡安·德埃斯蒂内弗神父（Juan de Esteyneffer）曾于 18 世纪初撰写过一篇医学著述，该文宣称坏血病"因肝脏或脾脏的阻塞而起，后者更为多见。坏血病也见于其他许多器官，或大量的抑郁质体液中"。他主张用一种煮沸的草药汤来治疗这种病，但这种汤几乎没有作用（尽管他也补充说柠檬汁可用于涂抹受刺激的牙龈）。

随着航行距离的增加，坏血病的困扰比以往任何时候都要更加严重。在有的年份里，出海的人中有超过半数死于坏血病，再加上海难、海战，以及东印度群岛数不清的疾病，做一名水手就是一场危险的赌博。到 18 世纪，在海上长期游弋的不只是商船，还有各国海军。而那个时候，利用柠檬汁作为药物的方法几乎被人遗忘了。

17 世纪末，坏血病源自污浊的蒸汽或体液不平衡的观念已经取代了海员从实际出发也合乎常识的观察，这对他们十分有害。一些荒诞的"疗法"是内外科医生的标准处方，它们对受苦受难的水手没有任何益处。奇怪的是，这些在现代标准看来荒唐透顶、对坏血病或其他任何疾病都没什么作用的疗法，在那个时代却有着强大的理论基础，在当时的医生看来合情合理。医学理论试图以时人所能理解的医学基本原理来解释这种病，随着理论化的兴起，抗坏血病的实用知识渐趋式微。

这一时期，欧洲医学理论的基础，同时也是实施诊断和治疗的基础，是希波克拉底关于人体的四种体液应取得适当平衡的学说。按照他的说法，"人体内有血液、黏液、黄胆汁和黑胆汁，它们形成了人的体质。由于体液的变化，一个人将感到痛苦或享受健康。当这些元素紧密而有序地按照适当比例完美结合，他的身体就处于绝佳状态。当这些元素之一匮乏或过多，又或它无法在体内与其他元素结合，他就会遭遇病痛"。人们相信，体液与各种情绪状态直接相关：心脏部位的血液与乐天态度或开朗乐观的性情有关；大脑的黏液与冷静、镇定的性格相关；肝脏的黄胆汁与易怒或急躁的性格存在关系；脾脏的黑胆汁则被认为与忧愁或沉郁的性格有联系。人们认为，当体液失衡时，人体就会出现明显的症状。于是，称某人"Yellow"或"Lily-livered"[1]，实则是暗示过量的黄胆汁会导致怯懦胆小、不易发怒的性格。而性情忧郁的人则存在黑胆汁不平衡的问题，而且可能罹患坏血病——这与他的饮食或居住条件无关，也和他是否接触过其他患者无涉。

这一医学理论的基础从多个世纪之前的古希腊和罗马流传下来，并随着欧洲走出黑暗时代而复兴。虽然现代科学通常相信最新的研究才是最可靠的研究，但是18世纪的观点恰恰相反。宗教信条认为，人类自被逐出伊甸园以来一直都在堕落，这意味着越是古老的科学理论，可信度才越高，因为它是由更加纯粹的思想者提出来的。一旦这种风气变得根深蒂固，要扭转流行观念就会异常困难。为了理解病因，揭示潜在的治疗方法，全欧洲的医生和学者翻阅了古希腊和罗马的医学典籍，找寻症状相似的疾病。例如，剑桥的营养学家K. J. 卡彭特（K. J. Carpenter）在自己包罗万象的著作《坏血病与维生素C的历史》（*The History of Scurvy and Vitamin C*）当中，详细地叙述了16世纪荷兰医生约翰·埃克斯（John Echth）是如何得出有关坏血病的医学结论的。埃克斯在《论坏血病》（*De Scorbuto*）中大胆地宣称："坏血病是一种脾脏疾病。"卡彭特评论道："如果这是一部当代的作品，读者会立刻联想到这一陈述的基

[1] 这两个词均可直接表示"胆小、怯懦"之意，"Yellow"即"黄色、黄色的"，"Lily-livered"可直译为"肝脏苍白的"。

础是尸检，作者借助尸检观察到了极其异常的脾脏，又或是镜检显示出了细胞变化。但埃克斯并没有做这些工作。"

为完成研究，埃克斯整理了过往数千年的古代医学文献，并对可得的最古老的文献给予了特别关注。他想当然地认定，坏血病同两位古人描述的疾病最为相似，他们一位是公元前 1 世纪的希腊地理学家和历史学家斯特拉博（Strabo），另一位是公元 1 世纪的罗马理论家老普林尼（Pliny the Elder）。据斯特拉博叙述，一支驻扎在埃及的罗马军队遭遇了"腹痛"（Stomakake）和"跛足"（Sceletyrbe）的病痛，其症状是"嘴巴周围的麻痹，随后是腿的瘫痪，这都是当地的水和草本植物造成的"。老普林尼记载到，一支在今德国驻扎的罗马军队罹患了导致"牙齿脱落和膝关节彻底松脱"的病症。既然这些描述似乎与公认的坏血病症状吻合，埃克斯又着手从其他著述中寻找相似的描述。例如，塞尔萨斯（Celsus）完成于公元 30 年前后的《论医学》（*De Medicina*）这样记载："这些人的脾脏增大，牙龈呈现出病态，口腔肮脏恶臭，血液从身体的某个地方迸出。若没有这些症状，患者的腿上必定会生出可怕的溃疡或黑色的瘢痕。"于是乎，埃克斯认定令人厌恶的口气、腐烂的臭味和身上的暗斑等早期坏血病最普遍的外在症状，与增大和阻滞的脾脏联系密切（这与西班牙内科医生胡安·德埃斯蒂内弗神父的见解相似）。由于脾脏出现阻滞或肿大，四种体液之一的黑胆汁难以被合理地净化或处置。人体自然排出黑胆汁的通路受阻，黑胆汁就造成了溃疡和皮肤上的暗斑，即坏血病的症状。从理论上看，腐败的血液是迟缓而阻滞的，并会导致疲软虚弱、活力不足，这也是坏血病的典型症状。结论就是，坏血病是一种与饮食毫无关系、与脾脏阻滞高度相关的全身性紊乱。据 17 世纪备受尊敬的荷兰医生欧根努斯（Euglenus）称，坏血病是一种"普洛透斯（Proteus）[1] 式的恶作剧，隐藏在令人眼花缭乱而又惊叹不已的外表之下"，并且"由上帝降下，作为对世上罪恶的惩罚"。

既然人们认为坏血病是脾脏部位的黑胆汁的问题，那么要治疗它，就需要能够纠正这种失衡的药物。人们相信，四体液各有特质——血液温热潮湿，黏液寒冷潮湿，黄胆汁温热干燥，黑胆汁寒冷干燥。因为坏血病是一种具有寒冷干燥特性的病，要治愈它，就需要温热潮湿的药物。很不幸，这一理论往往与现实相悖。柑橘果汁作为为数不多对坏血病有效的药物之一，被归类为"凉性"药物，因而被认为无效。硫酸也属于"凉性"药物，可它却经常出现在处方里，哪怕实际上毫无用处。为了使常识符合他们的理论架构，医生们在哲学上拼命闪转腾挪，还变出了其他思想戏法。负有盛名的荷兰医生赫尔曼·布尔哈弗（Hermann Boerhaave）曾在莱顿

---

[1] 普洛透斯，希腊神话中的海神之一，擅长改变自己的外貌。

大学任教，并影响了全欧洲的医学研究，特别是在他执掌爱丁堡大学教鞭期间。（18 世纪的皇家海军医生几乎都是从那里走出的。）他十分成功地推广了私人版本的体液概念，并使这一概念深刻融入了 18 世纪初几乎每一名欧洲医生接受的教育。

　　布尔哈弗指出，"坏血病腐臭"有两种不同类型，其原因不同，因而有着不同的治疗手段。对布尔哈弗理论的极简总结是这样的：当人体消化系统功能失调，滞留在肠道中、尚未被完全消化的食物将呈现酸性或碱性［这就是"腐臭"（Putrid）］，具体的酸碱性质取决于人吃下了什么食物。诸如晚期坏血病产生的溃疡，被认为是"酸毒"（Acid acrimony），而这种疾病造成的口臭和牙龈溃烂则更像是"碱毒"（Alkaline acrimony）。

　　坏血病的两种情况——酸性和碱性——须加以不同的治疗。据称，酸性坏血病的起因是血清过于稀薄、酸性过强，而血液的"其他部分"太过浓稠。布尔哈弗的办法没什么实际价值，他只是意外地将柑橘果汁同醋、硫酸和摩泽尔葡萄酒归为一类，认为它们有助于提高血液酸度、稀释过多的碱性物质。而碱性或"腐臭"坏血病，需要温热的药物来治疗，如生姜或挥发性盐。其他医生则提出了这一模型的变体，例如，有人指出酸性坏血病是一种热病，需要放血等碱性疗法来医治（经过放血，血液中的燥热将重获平衡，与燥热的血液相关的特质也就被消除了）。

布尔哈弗还认为，不断蔓延发展的失衡是万病之源，而造成人体内部发生阻滞的污秽蒸汽，正是失衡的元凶。因此，一切疗法都与空气质量及对空气的治理有关联。布尔哈弗认为利尿剂能够治愈坏血病，因为它能清除导致体液失衡的体内阻滞。回顾过去，尽管布尔哈弗得出坏血病治疗方法的过程似乎既无凭无据又荒诞不经，但是对他的评价不能只凭他对这种疾病的观点。毕竟对于他而言，这种病仅仅存在于理论王国之中。（因为他居住在莱顿，从未出过海，或许也从来没有亲自观察过坏血病的重病患者。）在那个时代，布尔哈弗为医学作出了诸多贡献，例如在尸检中对人体组织和器官的外观与死亡原因进行比照。这是向经验主义迈出的一小步，它将在接下来的一个世纪里给医学研究带来巨变。17 世纪和 18 世纪早期的医学并无科学方法或实验路径的支持，而是基于理论的调和。对于许多病人来说幸运的是，随着医生开始更加细致地研究体内器官和循环系统的实际运作情况，体液的医学观念在整个 18 世纪都在走下坡路。到 19 世纪，医学已经返归科学的土壤，它强调观察和实验，而非假设，也不再渴求理论上的和谐。

然而，在 17 世纪和 18 世纪的早期，一个观点与四种体液应当平衡的信念同时存在：普遍存在的疾病必然有着普遍存在的疗法。该观点相信，一切疾病及其医治方法都能通过单一一种理论来解释。疾病无法被独立地观察和治疗，它们应当符合一个包罗全部人类疾痛的整体理论——一条普遍的医学定律或一整套医学原理，就像当时已经发展出来的物理学原理那样（例如牛顿力学定律）。如果一个医生观察发现，只有当人们的膳食长期缺乏新鲜水果和蔬菜时，坏血病才会现身，并据此提出治疗坏血病的方法应该是多吃新鲜果蔬，那这个人在医学共同体当中恐怕不会有什么影响。那么，经验观察何以能够融入这种使人类备受折磨的瘟热的整体网络？18世纪的荷兰医生约翰·弗里德里希·巴赫斯特罗姆（Johann Friedrich Bachstrom）的确曾碰巧提出坏血病不过是一种缺乏症，可这个观点却害他被解雇了。

巴赫斯特罗姆本是一名波兰的路德宗牧师，后又移居荷兰和英国。在耶稣会的策动下，他在立陶宛被监禁，并于1742年离世，享年56岁。他比几个世纪之前或数十年之后的任何其他著述者都更准确地认识到，坏血病是一种缺乏症，他就是那个年代里的一束光。在谈及坏血病时，巴赫斯特罗姆写道："这种邪恶的病是完全不吃新鲜蔬菜引起的，这就是该病唯一、真正的元凶。"他谴责了使用水银、明矾、硝酸盐、硫酸及其他"矿物和化石药方"的做法，接着他讲了一个故事，或许是一则寓言。故事说的是，一名水手"因坏血病痛苦不堪、丧失自理能力"，他的伙伴认为他必死无疑，于是将他扔在了格陵兰岛荒无人烟的岸边。这个"可怜虫"在满是石子的地面上爬行，"一直靠吃青草维持生命，活像野外的禽兽"，直到没多久，他奇迹般地痊愈了，并最终回到了故土。这个故事的主旨大意是，食用新鲜蔬菜提振了主人公的健康状态，还治愈了坏血病。巴赫斯特罗姆粗略地将植物分成了三个大类，并按充当抗坏血病物质（他创造了这个术语，用以描述能对抗坏血病侵袭的植物）的能力给它们做了排序。辣根菜和水芹等苦味植物被他划为最强力、最有效的抗坏血病物质；位居其后的，是"酸味或稍带酸味的"根茎类和浆果类食物，再次则是"没有味道或带甜味的"蔬菜和水果。尽管他的初步分类体系还有很大进步空间，但他宣称"最常见的草木和新鲜水果也要胜过最光鲜时髦的药剂"，这是完全正确的。

到 18 世纪初，医生、化学家和理论家已经成功地将有关坏血病的理论变得极度复杂，甚至牵强，从医生那里获取有效或一致的诊断意见几乎是不可能的。不同的医生拿出了自己五花八门的体液理论，这让医学界极度混乱。围绕坏血病达成共识几乎毫无希望；实际上，许多医生的理论还相互矛盾。随着各种猜测像洋葱皮一样层层叠加，以及医生们不断微调前人观点以缓和明显不一致的地方，坏血病及其病因和疗法变得更加不着调，与现实脱节，徒增困惑。譬如，查理二世（Charles Ⅱ）的御医吉迪恩·哈维（Gideon Harvey）于 1675 年宣称，坏血病存在"口腔坏血病、腿部坏血病、关节坏血病、气喘型坏血病、风湿型坏血病、腹泻型坏血病、还有呕吐型坏血病、胀气型疑病症坏血病、皮肤坏血病、溃疡型坏血病、疼痛型坏血病"。在对这种疾病的普遍理论的追寻中，许多常识被抛诸一旁，取而代之的是学究式的惺惺作态。就像现在一样，人们一旦对自己钟爱的理论的正确性深信不疑，就容易忽略其中细微的矛盾之处。当他们相信名声和金钱近在咫尺、唾手可得时，情况或许会更加危险和致命。俗话说得好：当我们期望什么是真的，我们定会信以为真。这个说法是否放之四海而皆准尚有争议，然而在几个世纪以来定义和治疗坏血病的传奇故事中，它是有着一席之地的。

17—18世纪的医生提出的狭隘理论，衍生出了英国皇家海军（或许还有法国、荷兰和西班牙海军）从医学界收获的怪诞提议。由于外科医生和内科医生在社会地位和教育背景上的差距，海军部总是向自己的内科医生或是伦敦的皇家内科医学院寻求舰队医疗建议，却不怎么听取随船海军军医的建议。这些内科医生无一例外地在爱丁堡接受教育，并在布尔哈弗提出的医学理论基础上学习。当海军部向他们征求抗坏血病的建议时，结果也就可想而知了。例如，皇家内科医学院在1740年来函建议，服用食醋"对海员的健康大有裨益，特别是在预防坏血病方面"。他们的意思大概是，食醋一般被认为具有温热湿润的性质，碱性（或寒凉的）坏血病将被食醋的酸性中和。在食醋已经被证明对坏血病患者无效的几十年以后，它仍然是海军舰船上的标准配给。另一方面，基于同一理论基础，皇家内科医学院告知海军部，其成员相信"稀硫酸是一种有效的药物，很适合纳入医生药品箱的采购单；他们认为它对坏血病病例作用显著"。安森的舰队和1753年所有的皇家海军舰船可能也基于同样的原因，配备了危险而野蛮的沃德滴剂和药丸作为抗坏血病药物。因为它有催泻的作用，根据布尔哈弗的理论，它能清除肠道阻滞，而肠道阻滞正是造成体液失衡并进一步引发坏血病的深层原因。

于是，海军部没能获取通过观察海上实际情况得来的务实建议，而是得到了来自非海军学者的理论宣言。这些学者可能不曾见过一例重度坏血病，对水手的饮食也从未做过充分了解。他们只是拿明确的症状去匹配固有而僵化的疗法，那些疗法源于从千年以前的希腊、罗马先民那里继承来的医学模型。医学思维、教育和训练使用毫无用处的理论阻碍了进步，再加上国家海军的粮食管理趋于集中化，让人们几乎不可能预防坏血病。随着船只尺寸接连扩大、海上时间不断延长、远洋航行的政治意义持续增强，理解和治疗坏血病变得比以往任何时候都更加重要，可医学教条却成了拦路虎和绊脚石。

到18世纪，理论家以千变万化的假说制造了令人困惑的迷雾，又以这层迷雾成功地混淆了问题。而这个问题本可通过基本的观察和常识来解决，事实上这些方法也确实曾为人所用。如能抛开他们所学的一切，转而从基本的、可观察的事实出发，医生将能做得更好。然而他们做不到，因为他们接受教育的这套制度，是以布尔哈弗的理论及其分支作为医学推理的支柱的，他们从很年轻的时候起就浸淫在理论当中。这是他们赖以理解人体的基石，要解构这些荒谬观念交织而成的理论网络，揭开掩藏其下的一条条细微的事实，非有大智慧、大创见者不能为之。1753 年，一部开启这一进程的图书面世了。在书中，一位从苏格兰海军军医转行而来的、谦虚的内科医生评论了过去一个世纪的医学推理。"理论的创生，"他写道，"是粗劣的、神秘的、呆板的，取决于作者的异想天开和时下流行的哲学观……在空洞愚蠢的专业术语的面纱之下，隐藏着的是这个时代看似渊博的一无所知。然而，要为脚踏实地学风的回归扫清道路，就必须将这些术语全部丢弃，因为正是它们为有瑕疵的知识增添了智慧的腔调。"

不理解坏血病的机制，就无法加以预防或治疗。对于航海者来说幸运的是，到 18 世纪中叶，时代精神开始从固守前人总结的"真理"逐渐转向对观察实验和可验证结论的信任。面对这种曾在皇家海军将士中疯狂肆虐的疾病，有一个人格外致力于让对它的预防手段重见天日。

第五章

预防为主：詹姆斯·林德与索尔兹伯里号的实验

皇家海军舰船上等级森严，舰船的花名册上记载着每一名船员，以及他们的岗位、职责和薪水。舰长的名字位于名册顶端，他是事实上的独裁者，掌管着生存和死亡。他独自居住在船尾宽敞舒适的私人船舱里，在这间熠熠生辉的舱室门前，一名身着红色制服的陆战队员在站岗放哨。舰长在这里举行正式晚宴，招待自己的军官，并处理这艘船的重大事务。一人之下、万人之上的是船上的海军上尉，他们通常是抱负远大的年轻人，有时候也有年长者。这些年长者的训练水平和丰富经验虽足以胜任指挥官的职位，却由于社会地位低下或资金不足，无法谋取晋升机会。他们在位于船尾后甲板区正下方的军官室用餐，大部分闲暇时光也在那里度过。船上还有陆战队军官，尽管他们对于驾驶船只来说无足轻重，但仍可同其他军官一道在军官室用餐。陆战队军官下面一级是青年绅士，也就是海军候补军官，他们往往是未成年的男孩或青年男子，尚未通过考核成为海军上尉。

未获委任的准尉军官[1]名单长得看不完，其中包括事务长（负责供应船员饮食和船只补给，如桅杆的备用木材、索具

---

[1]　18世纪的英国皇家海军军官可分为委任军官（Commissioned officers）和准尉军官（Warrant officers）。委任军官是舰船上的高级军官，如舰长、海军上尉等。准尉军官要低于委任军官，他们通常从事技术工种。

上的绳子、焦油、煤炭和板材）、炮手、木匠、厨师（通常由一个毫无烹饪技巧的残疾老兵担任），以及航海长（负责确定方位、引导航向，但无法参与重要决策）。船上还配备有所谓的文职军官，如教员、牧师和军医；他们也同其他军官一起在军官室用餐，但并不享有指挥权。海军陆战队也是船上序列的一部分，尽管他们的主要工作是执行舰长的命令，以及在近战中承担作战任务。再低一级，也即仅比普通水手高出一个等级的，是军医的助手。军医助手居住在船的最深处，那是船只最下层甲板的座舱里，一处用帆布围起来的 6 英尺见方的区域。它恰好位于船首货舱的正上方，那里最为颠簸、空气最污浊、采光也最差，空间狭小，几乎连储物箱和医疗箱都容纳不下。帆布墙就钉在头顶的横梁上，勉强隔开普通水手，为军医助手提供的隐私空间十分有限。军医助手不配发制服，虽然他们与炮手、木匠等准尉军官出现在同一份名录中，但报酬却要微薄一些。在海军官阶序列中，军医和军医助手都不会受到太多关注。因为船员的健康很少被顾及，保持健康的益处尚未完全获得理解或重视。

　　詹姆斯·林德于 1739 年加入皇家海军，他当时的身份正是军医助手。尽管这个职位的地位和收入都不高，然而对于一名没有显赫家世的年轻医生来说，这是汲取经验的最佳途径之一。1716 年10 月 4 日，林德诞生在爱丁堡一个殷实的中产商人家庭中。他是家中的第二个孩子，也是头一个儿子。他自幼接受了良好的教育，也许是因为有位做医生的叔叔，他对医学产生了兴趣。15 岁时，他来到内外科兼通的爱丁堡名医乔治·朗兰兹（George Langlands）身边学习。当时，他已经打下了坚实的拉丁语和希腊语基础。这两种语言是那个时代有学问的专家的通用语，尤其是在医学领域。同时，他还至少具备法语和德语的阅读能力。8 年里，他向朗兰兹学习外科的实务技能，包括包扎和清洁创伤、为骨骼复位、调制药剂，以及放血。从几位刚刚来到爱丁堡大学任教的年轻内科医生那里，他学习了理论层面的医学知识。

这些被市议会委以"大学教授"头衔的医生风华正茂、朝气蓬勃，他们都曾在荷兰莱顿大学学习，师从大名鼎鼎的布尔哈弗博士。他们确立了爱丁堡大学的医学传统，也为林德提供了理论指导和学术训练，给他未来的研究搭建了框架。巧合的是，朗兰兹同那个时候大多数受人敬仰的爱丁堡医生一样，也是布尔哈弗的门徒。不论是否同意布尔哈弗疾病体液观的理论，林德都花费了多年学习它们，而它们也成为林德审视包括坏血病在内的医学问题的透镜。虽然林德的生涯始于身份低微的外科学徒，但他年纪轻轻就显示出了更加宏伟的雄心。他没有全然把精力放在外科技术上，而是遍学多种语言，还对医学理论有浓厚的兴趣。18 世纪，内科医生和外科医生的工作截然不同，前者关注人体内部机能和疾病理论，后者则利用娴熟的技巧来处理骨折、外伤和其他人体创伤。与外科医生相比，内科医生一般受过更好的教育，社会地位也高不少。他们的收入更加丰厚，往往也出身于更体面或更殷实的家庭。

林德作为外科医生学徒的日子大约结束于 1739 年——那一年，西班牙与英国爆发了战争，同时安森开始筹备自己的远航。林德没有在爱丁堡开业行医，那对于年纪尚轻、经验也相对不足的他来说太困难了，他申请加入了皇家海军，成为一名军医助手。纵观 18 世纪，大多数皇家海军军医都来自苏格兰。林德并没有从多年的医学训练中取得学位，但这算不得什么稀罕事。他轻松通过了爱丁堡皇家外科医师学院的考试，并获认定在道德水准、身体素质和业务能力上均可胜任海军的工作。他在低微的军医助手位置上，学习海军军医的技艺，一干就是 7 年。一个名叫爱德华·赫德森（Edward Hudson）的早期传记作者曾为林德立传，他写道："军医助手承担着最脏最累的活，他要煮稀粥和大麦茶、煎热敷药剂、清洗毛巾和敷料、预备并更换敷料、调配并分发药膏、倒满并搬运病人的水桶、打扫医务室，还经常被要求去倒便桶。他得一天 24 小时待命，随时听候船上军医的差遣。"每天早晨召唤病号集合也是军医助手的职责。船上的这位年轻人会走遍每一层甲板，敲响病号铃，召集需要请病假的人们。若是遇上好天气，这一活动就改在后甲板正下方的桅杆前进行。生病或受伤的人要向军医和舰长报名，为伤病提供证明或作出解释，并请求豁免自己的日常职责。舰长也会参与这场集会，他身着华丽的礼服，歪戴着帽子，随意地跨着佩剑（这身行头的花费与海员一年的薪水相当，可能还更多），他要阻止水手装病偷懒、逃避职责（据信，这种事在海军中十分普遍。然而事实可能并非如此，因为如果水手病了，他们本就微薄的报酬将被扣发，有的时候还会被收取医药费）。

入夜，军医助手要巡视全船。如果有军官或准尉军官病了，他就直接在他们的舱室里做检查。如果病人是普通水手，他就在医务室为他们看病。医务室是一间狭小潮湿、散发着霉味的小隔间，它位于船只的吃水线以下，恶臭的气味难以消散，这儿仅有的光源是一盏仅有小火苗的昏暗提灯。病人就睡在吊床里，吊床则被成排地悬挂起来，互相之间只有 1 英尺多一点的空间。遇上恶劣天气，它们可能发生碰撞。环境卫生的概念在这里是不存在的，病号们不分伤病的具体情况，一概呼吸着污浊的空气及他们的同伴呼出的气体，这很可能导致交叉感染，在这种环境下快速恢复基本上不大可能。1748 年，与林德同一年加入海军的托拜厄斯·斯摩莱特（Tobias Smolett）完成了《蓝登传》（*Roderick Random*），这是一部有关军医助手生活的经典作品。对于船上糟糕透顶、危害健康的环境条件及医疗卫生状况，作者做了一番添油加醋的叙述。尽管有些夸张，但斯摩莱特对医务室的描写，正是林德本人栖身之所的写照。

"我在这儿看到 50 个病恹恹、悲惨又可怜的家伙，他们躺在成排悬挂的吊床里，"他写道，"他们彼此紧挨着，挤成一团，为每个人的床褥留下的空间不足 14 英寸；那儿没有自然光，也没有新鲜空气；病人能呼吸到的全然是恶臭的空气，来源于他们自己的排泄物和患病的身体散发出的致病气息；寄生虫从周遭的秽物中孵化出来，吞噬了他们；在那里，人们在无助状态下所必需的一切生活便利都是匮乏的。"

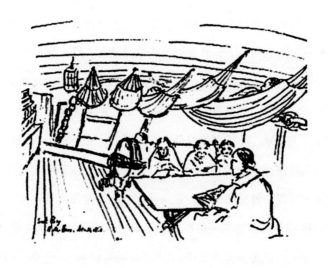

**这幅 19 世纪初的画作展示了一艘战列舰上的医务室**

对于一名来自爱丁堡、此前从未离开过陆地的 23 岁男性来说，这段介绍一定会令他大吃一惊、大开眼界。由于林德没有撰写过回忆录，他如何看待这段粗略介绍海上生活严酷现实的叙述——遭受污染的食物、气味难闻的水、严苛的军规，以及从医学角度看最不容忽视的，战斗、热病和事故所造成的无数疾痛——我们无从得知。居住在封闭舱室、健康水平低下的人有数百名，林德要处理他们身上发生的常见问题，如拔牙、接骨、分发止痛药、治疗性病或令人闻之色变的黄热病，他还要安抚那些在战斗中受刺激而精神错乱的人。他能麻利地将受伤的肢体锯下，迅速地缝合开放性的伤口，复位断裂的腿骨。最重要的是，他清楚地知道自己尚不成熟的医疗技能在什么情况下无力挽救患者，并且会在这时候请牧师进来。

　　海军的记录显示，林德至少参加过一场战斗，那是1739年攻击梅诺卡岛（Minorca）的战斗。他很可能还经历过许多其他海上特情，例如击垮了相当比例船员的暴风雨、小规模冲突、严重船上事故或传染病。战斗期间，他会与军医一起在驾驶舱或医务室等候伤员。作为军医助手，他要为战斗救护站的工作做好准备，确保敷料库存充足、供应及时，还要在任何需要的时候为军医提供辅助。救护站的物资有"水、纱布、敷料、海绵、止血带、整桶的用于吸收血液的沙子、手术台与器械台、一箱药物，以及安置伤员的毯子"。做了几年辅助工作之后，他可能就开始独立完成手术了。每当战斗结束，驾驶舱就活像一间屠宰场。伤者发出尖锐的嚎叫声，他们有的缺胳膊少腿，有的身体被巨大的橡木碎片贯穿，还有的被严重烧伤。他们被抬进阴暗的下层舱室，许多人再也没能重返上面的世界。当医生为了取碎片而剜开皮肉，以及锯开或切开骨头和肌肉时，血溅得到处都是。伤口则要用煮沸的焦油烧灼。

当时除了朗姆酒，尚无其他杀菌剂和麻醉剂可用，外科技术也才刚起步，受重伤的人九死一生。要在这样的条件下得到成长，一位医生必须同时具备哲学的思辨能力和务实的头脑。林德肯定做到了，因为他不但被擢升为船上的军医，最后还成长为爱丁堡学派的名医，随后执掌了英国最大、最新式的医院。在皇家海军服役的漫长岁月里，在前往西印度群岛、地中海和西非的远航途中，林德扎实地学习了军医的本领，还花了不少时间观察船上的环境情况。无疑，这为他此后在海军卫生和海洋疾病方面的研究和写作打下了基础。在海上服役期间，林德汇总了大量有用信息。他后来完成的许多论文和专著都有理有据、富有实效，这些作品反映出他没有被当时大行其道、令人痴迷的蒸汽理论所麻痹。相反，他具有清醒的头脑及对问题刨根问底的强烈意识。作为军医助手，他不大可能公开发表自己的观点——或许除了在自己的日志里。撰写日志是他的职责所在，在他获得晋升之前，他的日志还将受到医学考试委员会的详细检查。在骨子里，林德其实是一名内科医生。弄清疾病的致病因素和治疗手段，远比仅仅处置身体的创伤更能激发他的好奇心。

1746 年年底，林德上交了他的内外科医疗日志，并通过了军医考试。他被提拔为索尔兹伯里号（*HMS Salisbury*）的军医，随船前往英吉利海峡和地中海执行任务。索尔兹伯里号是一艘四等舰——这意味着，它在能称得上战列舰的舰船中是最小的，只比通常作为护卫舰的五等舰或六等舰大一点。最大的战舰装备了 100 多门大炮，排水量可达 2000—2600 吨，可以搭载 850—1000 名水手。而四等舰索尔兹伯里号只有 50—60 门炮，排水量约 1100 吨，水手大约有 350 人。它可能仅有 150 英尺长，导致舰上居住空间极为狭小，而且毫无隐私可言。尽管它不是林德服役过的最大的船，但终究是一艘大船。由于尺寸大，它能容纳相当一批患病的水手，包括一大群在开始执行任务几个月后陆续发病的坏血病患者。

作为舰上的军医，如今的林德 31 岁，并且足以胜任海军的工作。他构思出一个非凡的方案，充分体现了他精于分析又关注实践的头脑。对于在海军服役已届 8 年的林德来说，坏血病一点都不陌生。作为军医，他要直接参与救治饱受坏血病折磨的水手。虽然没有记载显示他本人是否曾罹患坏血病，但他服役过的每一艘舰船上恐怕都有这种病的身影。林德熟谙当时所有的常规"疗法"，也明白它们几乎不会起什么正面作用。于是，林德在当时医学思想的桎梏之外另辟蹊径，以异乎寻常的独创性设计了一个实验，用以测试和评估最常见的抗坏血病物质的有效性。林德是幸运的，他的舰长乔治·埃奇库姆（George Edgecombe）同时是皇家学会会员，他们有着共同的科学旨趣。如果缺少了舰长的参与，或至少是支持，林德是无法完成自己的实验的。海军的许多舰长对新理念不会持这么开放的态度，多数人也不会同意林德投入时间和资源开展实验。

1747 年 4—5 月，索尔兹伯里号与海峡舰队的其他舰船一起在英吉利海峡巡航。尽管这艘军舰并未远离陆地，可坏血病还是露出了它的獠牙。在舰队的 4000 名水手中，有超过 400 人出现了症状。索尔兹伯里号的大部分正式船员都或多或少地遭受到坏血病的侵袭，其中近 80 人病情严重。5 月 20 日，林德挑选出 12 名"在我看来情况尽可能相仿"的重症坏血病患者。此举得到了他那位开明舰长的首肯，尽管未必经过患病水手的同意。这些人"清一色牙龈溃烂，皮肤长了瘀斑，精神倦怠，膝盖无力"。林德把他们的吊床挂在前舱一个独立的隔间里——如你所能想象的，那里潮湿、阴暗，气味令人反胃——并向他们提供"人人都熟悉的饮食"。早餐主要是加了糖的稀粥，午餐（或正餐）则是"鲜羊肉汤"，偶尔是"布丁及糖饼干"。至于晚餐，他让厨师准备了大麦和葡萄干、大米和黑加仑干、西米和葡萄酒。林德还控制了食物的摄入量，在 14 天的实验期间，他把罹患坏血病的 12 名水手分为 6 对，为每一对水手提供了不同的抗坏血病药物和食品。

第一对水手每天都能得到 1 夸脱[1]的"苹果酒"（仅含少许酒精）。第二对每天要空腹服用 3 次稀硫酸，每次 25 滴，还要"使用经稀硫酸充分酸化的含漱液漱口"。第三对水手得到的是食醋，每天 3 次，每次 2 勺，照例要空腹服用。他们也要用醋漱口，吃的食物也要大量地加入食醋。第四对是两名病情最危急的患者，"大腿和臀部的肌腱僵硬如石"，他们得到的治疗看起来是最怪异的：将海水"作为常规药物""每天饮用半品脱[2]，有时候多一点，有时候少一点，取决于具体情况"。第五对水手每人每天吃 2 个橙子和 1 个柠檬，持续了 6 天，直到舰上贫乏的储备彻底耗尽。分发给第六对水手的是一种"药糖剂"（形同糨糊）"像一颗肉豆蔻那么大"，每天服用 3 次。这种糊状药剂由大蒜、芥菜籽、干萝卜根、秘鲁香脂和没药树胶调配而成，要用"浸入酸角、充分酸化"的大麦茶送服。他们还服用过几次酒石，这是一种温和的泻药，"凭借它，他们得以在这一疗程内轻松地排便 3 次或 4 次"。林德还让其他几名患有坏血病的水手住进另一个房间，在标准的海军膳食之外，仅偶尔向他们提供"有轻微催泻作用的药糖剂"（作为止痛药）和酒石。

纵观医学史或临床科学的任何一个分支，这场实验都是最早的

---

[1]　英制容量单位，1 夸脱 ≈ 1.1365 升。
[2]　英制容量单位，1 品脱 ≈ 0.568 升。下文不再说明。

对照实验之一。实验结果是惊人的，过了仅仅一周，在舰上水果供应逐渐耗尽之时，得到橙子和柠檬的那一对幸运的水手几乎完全康复了。治疗在其中一人身上十分见效，尽管"那时候他身上的瘀斑尚未完全褪去，他的牙龈也没有痊愈"，然而用稀硫酸漱了漱口之后，他就重返岗位了。不久，他的同伴也像他一样恢复了，他们两人随即在余下的实验期间"接受了照顾其他病号的任务"。

饮用了苹果酒的那对水手情况也还不错，但到第二周行将结束之时，他们的身体仍然过于虚弱，难以回归本职工作。不过，他们的病情还是有轻微改善的，诸如"牙龈溃烂的问题有所缓解，虚弱倦怠的问题改善尤其显著"。在一次早些时候的航行中，林德已经发现苹果酒并不能抵御坏血病的发病，但似乎延缓了它的病程。很多水手的病反反复复、久治不愈，但他们不会像没喝过苹果酒的水手或只喝啤酒、朗姆酒的水手那样很快死亡。现代研究者已经发现，苹果酒的确含有少量维生素 C，尤其是没有经过过度提纯、巴氏杀菌，或尚未存贮太久的苹果酒。因此，它可以作为一种简易的预防手段。饮用稀硫酸并用它漱口的倒霉蛋会发现自己的口腔"比其他人清洁不少，情况也更好"，然而林德"认为内服这种药对于其他症状再无任何作用"。经观察，他发现不论是食醋、海水，还是药糖剂和酸角制剂，都没有什么效果。他的结论是，"食用橙子和柠檬的效果最为立竿见影……这两种水果就是对付这种海上热病最有效的药物"。

实验中最为反常的事情，是林德决定让两个最严重的病例饮用海水。他怀疑，抑或期望证明容易获得的海水是有益的——很显然，这对于海军部来说将是天大的喜讯，因为海水既廉价又用之不竭。林德此后曾写到，自己听说过"在数不清的事例中，情况极为糟糕的坏血病患者饮用了盐水……结果大有裨益"。多年以后，训练有素的内科医生仍在公开发表的文献中断言，海水是一种切实而有效的坏血病药方。然而，在林德正式开展的实验中，他发现海水对坏血病全然无效——从现代观点看这一点也不奇怪，但这样的结果或许令林德大失所望。稀硫酸是皇家海军当时应用最广的抗坏血病药物，所以对于林德来说，能证明它完全无用也算是小小的进展，尽管他在发表自己的成果之前又花费了 6 年光阴。即使他似乎掌握了确凿的证据，在那个时候，也并非每个人都认可他的结论。

1748 年，英国和西班牙的敌对关系有所缓和，已有好几年只能领到半薪的林德从皇家海军退役。他回到爱丁堡，准备继续攻读医学学位。在那里，他匆忙地做了一项关于性病造成的身体损害的研究，并撰写了论文《论本地的性传播疾病》（*De morbis venereis localibus*），这项研究足以达到毕业要求。同年，他成为"爱丁堡大学医学博士"（a Graduate Doctor of Medicine in the University of Edinburgh）。1748 年 5 月 3 日，他从皇家内科医师学院取得了"无须任何考试或审查，在爱丁堡市及其自治区范围内"执业的许可，并开始在该城及其周边地区开业。他以自己低调朴实的作风，在踏实的工作和对事业全身心的投入中不断精进。

1750 年，林德被选为爱丁堡皇家内科医师学院的院士，他的私人诊所业务也蓬勃发展。林德是个淡泊的人，对于在公众面前出风头没有丝毫兴趣，私人生活也鲜为人知。不过，他对待工作极为投入，也非常勤奋，经常在离开诊所之后继续连夜扑在坏血病研究上。从他后来出任医院管理者所表现出的工作能力，以及他论文和著作的缜密思考来看，我们可以认定他是一位认真负责的医生，而且他愿意在疾病超出自身理解的时候坦陈自己的不足——当时能做到这一点的人可不多。在爱丁堡执业期间，他迎娶了一位名叫伊索贝尔·迪基（Isobel Dickie）的女子。世人对她的情况知之甚少，只知道她于 1796 年 3 月 6 日去世，比林德晚两年，享年 76 岁。由此推断，两人结婚时，她已是近三十岁或三十出头的年纪了，并且很可能出身于一个背景深厚的中产家庭。这对夫妇育有一子，名叫约翰，也成了一位兼通内外科的医生。

为了职业声誉和财务稳定辛苦打拼数年以后，林德开始撰写论文，介绍他在索尔兹伯里号上的实验及有关坏血病的发现。资料浩如烟海，正当林德要被这些信息淹没之际，他转而决定将论文变成一部包罗万象的专著。他花了好几年时间收集所有已知的关于坏血病的叙述，从古代到最新的都不放过。为此，他向外国同人写了数百封信，从全欧洲收集文件。有的文件是他亲自动手翻译的，有的则是已经翻译好的副本。林德的成果中有一个规模巨大的"坏血病图书馆"，里面收录并评述了他能找到的每一条有关这种疾病的医学观点和叙述。对于一名在闲暇时间搞研究的执业医生来说，在没有可靠的邮政服务和现代通信工具的情况下，单单这项工作就已经是艰巨的任务。"根据原先的计划，"他写道，"打算发表在我们海军医学学会备忘录上的短文……膨胀成了一卷论著。"

直到 1753 年，林德的《论坏血病》才在爱丁堡问世[1]，其他国家和语言的版本随即出现。此时距他在索尔兹伯里号上开展对照实验已经过去 6 年，可是在这些年里，皇家海军的坏血病发病率没有丝毫改变。林德把自己的成果呈送给了"非常尊敬的乔治·安森勋爵阁下"，那时的安森已经是身份显赫的海军大臣，他在太平洋上对马尼拉大帆船展开的历史性追击则是 10 年前的事了。关于安森远航的公开报道发表于 1748 年，也就是林德离开皇家海军的那一年。毫无疑问，林德读到了这篇报道，而它也激发了林德在爱丁

---

[1]　《论坏血病》的全名为《论坏血病与其性质、病因和治疗，以及围绕该问题已发表之论述展开批判与梳理编年的观点》（*A Treatise on the Scurvy, Containing an Inquiry into the Nature, Causes, and Cure, of That Disease Together with a Critical and Chronological View of What Has Been Published on the Subject*）。

堡对坏血病更深层次的研究。在自己著作的第一版序言中，林德写道："在尊敬的沃尔特先生阁下发表了有关安森勋爵远洋航行的报道后，其中生动而简洁的插图展示了这种疾病制造的灾难，它沉重地打击了这位高贵、英勇、老练的指挥官麾下的船员……它引起了不少人的好奇心，激发他们探究这种症状如此骇人的疾病。"他意识到，坏血病在安森的船员中制造了恐怖的杀伤，这正是林德再度着手研究这种可怕疾病的主要原因之一。

这是一本 400 页的大部头专著，它提供了一份全面展示当时和过往坏血病理论和治疗手段的清单，并对它们做了分析。除此之外，它还概述了林德自己的意见。他坚定地认为，找出坏血病的治疗手段不但对水手个人有用，而且对皇家海军和整个英国都意义深远。林德担心其他人尚未领悟到其中的重要性，因此在入手分析这种疾病的病因、预防和治疗之前，又花了大量篇幅来解释自己的观点。他恳求道："全人类都会永远为受苦受难者祈祷……然而，确凿无疑的是，没有其他人的性命比英国水手的性命对国家更有价值，也没有其他人比他们更有资格获得国家的重视。在很大程度上，他们是这个国家的财富所系、安全所托、自由所依。"

TRAITÉ
DU
SCORBUT,
DIVISÉ EN TROIS PARTIES,
CONTENANT
Des recherches sur la nature, les causes
& la curation de cette Maladie.

Avec un Tableau chronologique & critique de
tout ce qui a paru sur ce sujet.

Traduit de l'Anglois de M. LIND, D. M. Membre
du Collége Royal de Médecine d'Edimbourg.

Auquel on a joint la Traduction du Traité du Scorbut
de BOERHAAVE, commenté par M. VAN SWIETEN.

TOME PREMIER.

A PARIS,
Chez GANEAU, Libraire, rue Saint Severin ;
aux Armes de Dombes.

M. DCC. LVI.
Avec Approbation & Privilége du Roi,

林德《论坏血病》的一个早期法文版本的扉页，
反映了 18 世纪中叶，布尔哈弗在医学界的影响力

在序言中，林德还写道："上一次战争已充分表明，区区坏血病这一种疾病夺走的宝贵生命更甚于法西联军，它才是更具毁灭性的敌人。"10 年以后，七年战争期间皇家海军坏血病发病率的统计数字证实了林德的说法，那时已有了更为准确的记录。事后来看，一种疾病已被公认为沉重的人员伤亡和海军实力损失的罪魁祸首，竟能免受政府干预，且肆虐如此之久，这简直荒谬。但是在 18 世纪中叶，当权者并未全面地认识到保持船员健康的好处，疾病预防被视为对资源和时间的愚蠢挥霍。很显然，与治疗医学相比，林德对预防医学更感兴趣——他认为，如果这种热病可以预防，自然就不用治疗了。但是，他在这一方面远远地走在自己的时代之前。军官阶层普遍不重视医疗事务，因为他们的训练中没有医学方法和医学关切的容身之地。

林德在自己的著作中解释道，即使在坏血病没有直接夺走船员性命的情况下，它也会导致船员虚弱不堪，无法以最佳状态投入工作，也无力抵抗其他疾病。他写到，坏血病"不只是偶尔在舰船和舰队中制造骇人听闻的杀伤，而是几乎无时无刻不在影响着水手的身体素质；有些情况下，它没有酿成清晰可辨的灾祸，但往往会大大加重其他病症"。这是他基于多年的海上生活做出的精准观察。在简述找出治疗手段的益处之后，林德详细叙述了他在索尔兹伯里号上开展的临床实验的细节（包括橙子和柠檬是最佳药物的结论）。

接着，他开列了缓解病痛的建议，并提出了自己关于这种疾病的理论。

对于从古代和晚些时候的作品中找到的关于坏血病的解释，林德进行了细致入微的分析。他的分析格外透彻，任何一位医生读过之后，都能围绕这种疾病已知的一切信息形成扎实的理解。他所做的文献综述的时间截至 1753 年。他宣称："在这一问题得到清楚和适当的解释之前，尚有必要排除大量的糟粕。"这或许就是他耗费多年光阴，尽己所能收集和评述关于坏血病的每一种叙述的理由。到那时为止，医学思想家提出的大部分观点的确都是糟粕的，遗憾的是之后照旧如此。除了个人意见或流行思潮，这些观点恐怕没有其他依据。

林德对受到他批评的、许多"出色而博学的作者"表达了歉意，他表示自己这样做并非"怀有贬低他们劳动成果的恶意，而是为了追求真理和全人类的利益"。只是，对于 17 世纪著名的荷兰著者塞维里努斯·欧根努斯将一大批疾病的起因归结为"坏血病导致的腐坏"，林德出离愤怒，宣称"他的狂妄自大和异想天开实在让人无法忍受"。按照欧根努斯的说法，坏血病是"上帝降下的，是对世间罪恶的惩罚"。林德挖苦地评论说，有些人仍被欧根努斯牵着鼻子走，"他们的荒谬比欧根努斯有过之而无不及"。

林德对许多荒诞理论的批判，无异于从当时医学思想的一潭死水中开辟出一条令人耳目一新的路。他一贯坚持，在承认一个理论的正确性之前要掌握事实依据，这理应是普遍的做法。从现代视角看，人们一定会感到奇怪，凡事讲证据怎么会不是普遍做法呢？尽管以当前标准来评判，林德的临床实验显得粗糙而原始，但那在当时是一次实实在在的进步。临床实验的少数先例早在11世纪就出现了，但不知为何，这一理念没能落地生根。于是，在对坏血病的相关医学理论给出了公允、透彻的评判，对该病的症状和病程提供了简明的诊断方法，并且提供了准确而有效的治疗手段之后，林德又脱离原先的轨道，就坏血病的病因做了冗长而空洞的理论说明。

他那复杂又古怪的理论甚至很难与他所观察到的情况相调和。林德一度有效地运用批判性分析将其他医生的错误假设批得体无完肤，可他却没能把这一思路用在自己身上，这或许是他最大的缺陷。林德关于坏血病病因的理论就像他猛烈批判过的其他所有理论一样，既荒谬又草率，仿佛是从空中随手扯下来的。尽管难以条理清楚地概括，但他那复杂难懂又极尽铺陈的理论大致可归结为：坏血病的起因是人体自然的排汗机制发生阻塞，进而造成人体内碱性的不平衡。他宣称，这种不幸的失衡是由海洋和船上的潮湿造成的。尽管林德已经通过实验反复证明，新鲜蔬菜和柑橘类水果才是最有效的抗坏血病食物，然而很遗憾，他对坏血病起因的分析不过是煞费苦心又荒唐透顶的猜测。尽管林德令人欣慰地将有毒蒸汽的致害性排除在外，并且对脾脏只字未提，但还是不难看出布尔哈弗对他的疾病理论的影响。

"动物体，"林德首先说道，"由固态和液态的部分组成；构成动物体的各个部分具有迥然不同的基本性质，在所有的物质当中，就属它们最容易腐败变质……由于液体的循环永不停歇，它们会产生剧烈的摩擦，它们自身、它们与容纳它们的导管之间也会发生相互作用，大量原本新鲜、温和、健康的体液就会退化，变得刺激而腐败，程度不一……在所有的排毒机制当中，最重要的是往往难以为人察觉的发汗；根据散克托留斯（Sanctorius）在意大利的发现，发汗排出的物质相当于人体摄入肉食和酒水的 5/8……确凿无疑的是，这些污秽的体液理应被排出体外，如果在体内潴留过久，它们就会产生剧毒，对身体非常有害……它们的刺激性和腐蚀性会变得极强，继而引发多种不同的疾病。"

假如另一位医生炮制出这样的理论，林德定会加以深度分析，然后将其斥为"一堆垃圾"。但他可能认为，为了在医学界受到认真对待，自己需要一个听起来很权威的理论。而在当时，医学界就是用复杂难懂、模棱两可的话语展开讨论的。也许，林德甚至认为自己的论证是对的，尽管这与他对他人作品苛刻的评论和分析相悖。按照他的理论，一切酸性物质都应该能治疗坏血病，可他自己的实验最终显示，硫酸和醋对坏血病患者一点用都没有。奇怪的是，林德甚至对自己的推理中存在这样的讹误直言不讳。"有的人可能会想当然地认为，"他承认，"橙子和柠檬不过是众多酸性物质中的两种，醋、硫酸等都将是很不错的替代品。然而，一旦我们把这一结论置于经验分析之下，就会发现事实完全相反。几乎没有船只对醋有需求，多年来，它们的补给都是硫酸。然而，海峡舰队常年都有 1000 人惨遭这种疾病的折磨……尽管酸性物质具有一些共同特性，但它们在其他方面大相径庭，特别是在对人体的影响上。"林德很是困惑，他尝试对自己理论中没讲清楚的思路修修补补，结果他的理论却越发背离常识。他表示，除了理论上的相似性之外，某些酸还存在一种特别的"其他属性"，但他没能说出这种"其他属性"究竟是什么。

林德最大的缺陷，是他试图遵循当时主流的疾病理论智识模式。要想获得医学同行的注意，就要对坏血病加以解释，并阐明这一理论与通常意义上更广泛的疾病框架有多相符。他提出的理论不仅要应用于个案，还得充当理解人体一切病痛的基础。医学的目标如此高不可攀，难怪林德无法将每一种症状和每一项观察结果都塞进囊括一切疾病的大综合理论之中。他曾驳斥其他人的理论化问题，可他自己也存在同样的倾向，尽管他似乎认识到了自己的缺陷。"或许可以这么讲，"他坦陈，"正如一些医学理论的痴迷者所察觉到的，它确有存在的必要性。但是，如果做得太过火，就值得怀疑它带给这个世界的益处更多，还是伤害更多。"虽然林德找到了治疗这种病的办法，但由于资源不足、知识有限，又缺少其他科学家的洞见，他完全没办法找到病因。把自己的研究再向前推进一步，已经超出了他那时的能力。

由于种种原因，特别是林德自己解释坏血病起因的理论太过艰深，他又无法解释橙汁和柠檬水的治疗机理，因此他推荐柑橘类果汁作为预防手段的建议及稀硫酸对坏血病无用的断言均未受到重视。他符合实际的疗法就这样迷失在理论，包括他自己的理论的疑团中。林德的著作出版短短几年，就有数位医生直接撰文反驳了他的建议，他们甚至不赞同他的治疗建议。林德对同行的批评直率却也轻率，造成医学界对他的观点热情不足，这可能也推迟了他的结论获得接纳的时间。在批评同辈方面，林德毫不顾忌。有两个人，对他踏上他们地盘的行为尤其不满。

就在林德的著作出版的同一年，一位鼎鼎有名、举足轻重的医生发表了《关于海洋坏血病的论文：附一种可治疗该病，并保障一切长短途航行之水域安全的简易方法》（*An Essay on the Sea Scurvy: Wherein Is Proposed an Easy Method of Curing That Distemper at Sea, and of Preserving Water Sweet for Any Cruize or Voyage*）。此人名叫安东尼·阿丁顿（Anthony Addington），是个身处上流社会的人，他是英国首相、查塔姆勋爵威廉·皮特的私人医生，在牛津期间还曾与海军部的几名高官私交甚笃。他向海军部的全部 7 位大员逐一呈送了自己的著作。考虑到作者的专门领域是精神疾病，而且从未出过海，这本书的部头大得有些不同寻常。他对坏血病的叙述和分析，恰是以林德批判过的著述为基础。与林德对坏血病症状和病程抽丝剥茧的分析相比，阿丁顿的作品都不像是同一时期发表的。"在最后一个阶段，"阿丁顿写道，"（坏血病）是传染性的，会制造可怕的癔症；患者会打战、喘气、惊厥，就像癫痫病发作；记性和思考能力变差，出现嗜睡、麻木、中风症状；长出紫色、青灰色和黑色的瘀斑；身体内部和外部严重出血；（出现）腐败热和痨病热，以及持续或间歇性的剧烈风湿疼痛、胸膜炎、黄疸、顽固的便秘、腹绞痛、呕吐、腹泻、痢疾和坏疽。"人们不禁怀疑，在阿丁顿的世界里，究竟有什么症状不是坏血病的结果。尽管如此，这位颇有影响力的医生还是宣布了自己的权威意见：治疗坏血病的最佳方案是海水，它既可以喝，也可以用于冲洗清洁。同时，放血也有减轻出血的价值。为了保存海水，避免海水变质进而引起坏血病，他建议在海水中添加少量盐酸，并将其与船上的饮用水掺在一起。

林德的著作只比阿丁顿的论文晚了几个月发表，评价阿丁顿的分析时，林德没有过多留情，斥责它一文不值、毫无根据，事实的确如此。A. P. 米克尔约翰（A. P. Meiklejohn）于 1951 年在《医学史杂志》上写道："尽管没有记载显示他（阿丁顿）对林德的态度如何，但也不太可能是正面的，而且很可能在某些时间和地点给林德造成了负面影响。"

林德与自己在爱丁堡求学时期的同学和故交查尔斯·比塞特（Charles Bisset）也有过一段不愉快的经历。不同于阿丁顿，比塞特的海上经历和他治疗海军疾病的经验都很丰富。1755年，他发表了《坏血病论：面向英国海军应用为主的设计》（*A Treatise on the Scurvy, Designed Chiefly for the Use of the British Navy*）。这篇论文受到了林德论著的影响，旨在对林德提出的、在他看来有错误的主张加以驳斥。比塞特指出，坏血病可存在几种不同的症候，包括"恶性坏血病、持续性坏血病、缓和及间歇性的发热和腹泻"，以及坏血病性溃疡。许多明显不属于坏血病的症状都被他归为坏血病了。比塞特理念的核心是，太阳的热削弱了"生命力量"，使其"与令人厌恶的海军食品的密度和韧性不相对等：'生命力量'从这样的食物中转化成的动物体液因而变得粗糙、黏滞、寡淡且混合不均。胆汁还有其他消化液的油性会变得过高，并且高度腐败：来自受污染肉类的酸败油脂延续了它的特性，并与卷土重来的刺激性动物油脂一道，增加了不平衡、不自然的混合物质，并使参与循环的体液更为腐败"。

清晰而完整地总结比塞特乏味迂腐、掉书袋式的论点，将是一项苦差事。其大部分内容仿佛在刻意使用曲高和寡的学究式词语，好给读者留下深刻的印象。但有一点他很清楚：弄懂坏血病的功劳不能让给詹姆斯·林德。"林德医生认为，新鲜蔬菜缺乏是坏血病的一个极为重要的原因，"他傲慢地写道，"基于同样的理由，他应该把新鲜动物食品、葡萄酒、潘趣酒、云杉啤酒或其他能预防这种病的东西都加上。"毫不意外，关于最有效的抗坏血病物质，比塞特有自己的推荐：取朗姆酒或其他合适的烈酒，兑水稀释并掺上糖。"糖有利于进一步缓解便秘、清除污秽，并减轻发热症状，而且有很强的抗坏血病能力：尽管存在一些对糖毫无根据的偏见，但它具有通便、清洁、消炎、防腐的作用，因而是治疗坏血病的绝佳药物。"比塞特还相信，大米具有"很强的抗坏血病和强身健体作用"。林德对比塞特的论文未置一词。

比塞特对林德根深蒂固的反感，可能是因为两人政治倾向不同。比塞特曾在汉诺威王朝的军队中服役，并参与镇压了查尔斯·爱德华·斯图亚特（Charles Edward Stuart）于 1745 年在苏格兰发动的叛乱，而林德可能是一位秘而不宣的詹姆斯党。尽管林德从未参与过詹姆斯党叛乱中的任何战斗，也不曾留下他同情詹姆斯党的记载，但米克尔约翰发现，"到了要给他绘制肖像的时候，这项工作不是由当时的某个知名的肖像画家承担的，而是交给了乔治·查默斯爵士（George Chalmers）——一个被剥夺了财产的苏格兰詹姆斯党"。比塞特在科学界和医学界也有一些有权有势的朋友，比如苏格兰贵族、内科医生约翰·普林格尔博士（John Pringle）。

普林格尔曾在自己生涯的不同时刻出任英国陆军医务总监，同时是国王乔治三世的御医和开创性作品《对军队疾病的观察》（*Observations on the Diseases of the Army*）的作者。在该著作中，他强调环境卫生和个人保健有助于改善士兵的健康状况。普林格尔还是以下这个理念的先驱人物：在战争期间，交战双方均应尊重医院作为和平地带的地位。他的客人有贵族，还有在这个国家举足轻重的高官。甚至他在1772年出任皇家学会主席之前，就已经是个显赫的大人物了。纵观18世纪70年代，普林格尔都保持了对库克的远洋航行及坏血病的浓厚兴趣。此外，在美国独立战争时期，他对海军部的抗坏血病物资选择有着相当大的影响力。

像阿丁顿和比塞特这样的人都比林德更受尊崇，也更具影响力，这没什么可大惊小怪的。在那个时代，社会关系和身份地位往往比能力更重要，他们在毫无可信证据的情况下发表的言论，都能博得与林德同等的关注。但是，林德在索尔兹伯里号上开展的非凡实验，至少向最终理解坏血病迈出了一步——他通过实验得到的证据已被发表，并可供他人阅览。

在林德的实验以前，坏血病尚未被明确地定义为一种疾病。这个术语被当成流行语，用来指代各种与航海有关的病痛。17世纪的海军军医约翰·霍尔在《水酸模的抗坏血病能力》（*The Power of*

*Water Dock against Scurvy*）中写道："倘若有人病了，且不知道得的是什么病，就让他考虑是不是坏血病。"可是，在林德的作品出版多年以后，坏血病照旧是个大问题。不过，海军部想解决坏血病问题的兴趣也开始增长。越来越多的信息将坏血病"这个邪恶而致命的祸害"描绘为海军目标的最大阻碍。这些信息已多到无法忽视的地步，不解决这个问题的后果正变得越来越严重。

很不幸，给这种疾病的研究造成束缚的，不只是医学推理荒谬的基础。林德在确定坏血病真因上遭遇困难，部分原因是水手们还饱受很多其他病症和营养缺乏问题的折磨，这让区分各种疾病的症状成为一项复杂难懂的任务。但是，舰上的军官和青年绅士患上坏血病的概率远比普通船员要低，林德推测，这一现象至少要部分归功于他们更优的整体健康状况和饮食质量。

尽管林德已经认识到，新鲜食物的缺乏与坏血病存在直接联系，但他也提倡船只注意保温、保障水手得到适当休息，并创造适宜的通风条件——毫无疑问，这一切能让普通水手获益，降低他们的身体消耗维生素 C 的速率。但是，在漫长的航行中靠这些措施来预防坏血病是不够的。林德本能地认为，风帆时代海上生活的先天条件直接导致了坏血病，如寒冷、潮湿、传染病、酒精、不满情绪和压力。"由于海上的空气常年比陆地上的更加湿润，"他写道，"因此，与陆上纯净而干燥的大气条件相比，坏血病的致病因素总是更容易出现在海上。"海上生活恶劣、严酷而孤独，林德异常敏锐地观察到，糟糕的生活条件让坏血病更加恣意妄为。

林德围绕海军卫生与疾病持续开展工作，并表达着自己对普通海员的劳苦和皇家海军恶劣条件的同情。1757 年，他完成了自己的第二本书《论保护海员健康的最有效方法》（*An Essay on the Most Effectual Means of Preserving the Health of Seamen*）。在这部论著中，林德定义了他心目中海军军医的职责，接着他概述了自己对于改善舰上普通水手严酷、恶劣生活条件的建议。他曾指出预防疾病远比治疗疾病的益处大，水手生活环境的清洁和改良不仅将降低坏血病的发病率，还有利于控制其他疾病。"在很多情况下，医学科学的预防分支的的确确，"林德写道，"带来与治疗部分同样多，甚至比那部分更多的确定性……能有效预防疾病的药物，应当比仅仅祛除疾病的药物更受重视……对于皇家海军来说，当兵员能通过适宜的管理手段保持健康，他们必将获得勇气与活力。"

或许最为值得注意的是，林德呼吁对刚被强征来的水手和从监狱释放出来的囚犯进行隔离，以防这些新兵将传染性的热病带上拥挤的舰船。他还精准地指出，在舰上搭载两倍于所需数量的水手是疾病死亡率居高不下的一个主要因素。拥挤的舰船和差劲的卫生条件互相作用。林德写到，没有良好的卫生和适当的饮食，海军就一直需要额外的人手，因为水手将以骇人的速度接续死亡。他是头一个指出这一点的医学作者。在那个时代，林德的作品是一部极具启发性的社会问题文本。因此，多年以来，他的大多数建议却遭到忽视，实在令人扼腕叹息。

尽管林德再也没有重返大海，但他得到了研究坏血病患者和其他海军疾病的机会，这可能是欧洲的其他医生都难以企及的。1758年，他被任命为哈斯勒医院的首席医师，那是当时英国最大、最新的医院。

第六章

解开绳结：浓缩果汁、麦芽汁与海上实验

从一幅林德中年时期的肖像来看，他是一位禁欲苦行但面相和蔼的学者，头戴着乱蓬蓬的假发，袖口已经松垮，一件马甲贴在他轻微发福的肚皮上。尽管他坐得笔直，可肩膀却耷拉了下来，仿佛他已在昏黄的灯光下苦读了好几个钟头。他高耸的额头和明亮的双眼与刻意端着而又会意的微笑取得了平衡。他是个书虫，手握着一卷早期版本的自己的著作，那是具有开天辟地意义却未获应有关注的《论坏血病》。他的肖像以哈斯勒医院为背景，很显然，他为自己作为这家英国最负盛名医院的掌舵人的身份感到骄傲。他能获此委任，主要是由于他对坏血病和水手健康有研究兴趣。为这样一个身份显赫、收入不菲的职位选任人才可不会只看一个人的业绩，可能还需要某种形式的提携。历史学家提出，林德的任命定是安森勋爵亲自提出的。自 1751 年出任海军大臣以来，安森对海军疾病一直保持着浓厚的兴趣，尤其关心坏血病。

哈斯勒医院是一家被延绵的砖墙围起来的公共机构，坐落在距离朴次茅斯约 1.5 英里的海岛上。大西洋的暴风雨频繁袭扰着海岸，英国舰队的大型军舰常在此集结。海军军医、后来出任美国海军首任医务总监的威廉·巴顿（William Barton）曾到访医院，根据他的说法，这座 3 层楼高的大型医院是一群"堆叠起来的巨型砖房"。它的主体结构是一幢"宏伟的前部主楼，另有两翼从前部呈直角向外伸展，构成了非常宽敞的内部空间。居中的位置，还有一间整洁又别致的礼拜堂"。众多的大型附属建筑星星点点地分布在广大的范围内，其中包括济贫院和储藏室，还有一些医院官员的住宅。方圆 32 英亩[1]的土地被 12 英尺高的砖墙围了起来，以致从外面看，这里更像一座监狱，而非一处疗养地。这些围墙不是为了挡住外人，而是为了关住病人——事实上，是为了防止他们从皇家海军脱逃。只要有机会，许多水手一上岸就会逃走，逃回到亲人身边或前往临近的朴次茅斯寻找卖格罗格酒的商店。

哈斯勒是全英国规模最大、最新式的医院，或许也是全欧洲最大的医院。建造它耗费了巨资，建造工作从 1754 年持续到 1762 年。满负荷运营时，它可以轻松收治多达 2500 名患者，还可容纳大约 150 名雇员。尽管它的外观令人望而生畏，但它并不是一座阴冷肮脏的堡垒。在那个时代，这家医院是一家高度现代化、卫生且专业的医疗机构，它的员工训练有素，它的年度运营预算十分充裕。建造这家医院花费了约 10 万英镑，这是个惊人的数字，其开支可以建造 3 艘最大型的战列舰。医院每年的运营预算约为 2 万英镑，这在当时是一大笔钱。林德的薪水令人艳羡，每年约有 200 英

---

[1] 英亩是英制面积单位，1 英亩≈4046 平方米。

镑，另有一间体面的房子，年租金大约 40 英镑。英国政府对这家医院投资巨大，以此作为对海军的水手上岸后医疗和财务方面的承诺。不过与水手在舰上的待遇相比，这个承诺看上去非常可观，甚至过于可观了。哈斯勒医院是那个时期最伟大的公共工程之一。

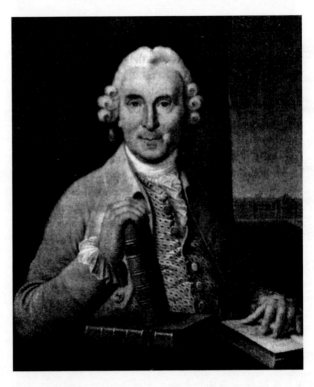

1747 年，詹姆斯·林德（1716—1794 年）在索尔兹伯里号上进行坏血病研究时，实施了医学史上的首次对照实验。

这幅同时期的肖像展示了中年的林德，背景为哈斯勒医院

医院被分成多间大病房，每间病房能收治 16 名患者，病床的间隔足有 5 英尺。对于任何足够幸运能被送到这里的伤员或病号来说，这里与军舰医务室那昏暗、恶臭、不通风的小隔间相比都有着天壤之别。尽管偶尔有护士因向水手走私烈酒或劝说他们书写有利于自己的遗嘱而被抓住，但这里的医护人员的专业素质要比军舰上通常配备的人员高出一个层次，更别提水手自己能请得起的医护人员了。在哈斯勒养病的水手享受着相对宽敞和洁净的病房，外科病房和发热病房也被隔离开了——这是林德为预防交叉感染和疾病传播所做的英明尝试。发热病房的水手在远洋航行中感染了黄热病、痢疾或疟疾，他们躺在床上，大汗淋漓、不省人事，一天天衰弱下去。发热在那个时候太普遍了，无论什么时候，哈斯勒医院大概都有 1/3 的患者处于从发热康复的过程中。

外科病房一般没有什么人，但是在战斗（对于 18 世纪的海峡舰队来说是家常便饭）过后，有大批水手需要包扎，还有不少人身负重伤、神志不清，需要来此休养。总体来看，罹患坏血病的水手占据了哈斯勒 1/3 的病房。在一段不长的时间内，他们几乎曾占满了整个医院。每天都有舰船驶入朴次茅斯，并卸下几百名坏血病患者。在七年战争和美国独立战争期间，林德每天都要治疗 300—400 名患上坏血病的水手，有时候的人数是这个数字的 2 倍或 3 倍。

哈斯勒医院得天独厚的位置很适合接收患病的水手。水手要先乘渡船，之后再经水路被送往医院的接待室。这条水路是一条狭窄的运河，由斯皮特海德海峡通往一幢小规模附属建筑的大门。在那里，水手能在热肥皂水中洗个澡，并得到供住院期间穿着的干净衣服。他们那些肮脏的破衣烂衫则被拿到附近的一栋砖房里，用炙热的沥青熏蒸消毒，以清除虱子和传染病。"很明显，我们这里十分清洁，"林德在给一位同事的信中写道，"除非已脱去所有衣物，并使用浴盆里专门预备的温水和肥皂认真清洁后，任何病人都不得进入医院。病人住院期间或取回已彻底清洁的衣物之前，可以穿医院的服装，并得到定期换洗的服务以保持充分整洁、干净和舒适，费用由政府承担。"每当一支暴发坏血病的舰队驶入朴次茅斯，虚弱的病人就会在接待室严重积压，有很多人被安置在医院空地上的帐篷中。

在短时间内收治这么多坏血病患者，对于后勤来说是个巨大的挑战。数百名医护人员奔忙在医院各个角落，他们要重新安排病床，把其他患者转移到独立的房间，再将新入院的水手送进专门设置的坏血病病房。在 90 名护士日夜不停地擦洗地板、熏蒸病房，以清除一切残留有害蒸汽的同时，采购人员赶到镇上，为新来的患者采买新鲜食物。医院还聘请了 24 位本地来的洗衣妇，她们负责清洗水手肮脏的衣衫和被褥，并在外部的工作间里用热硫黄熏蒸它们，或将过于破烂、无法缝补的衣衫、被褥烧掉。厨子被动员起来，神职人员也被召集过来为将死之人服务，全体医生和护士的假期均被取消。他们匆忙地给病人安排了抗坏血病的膳食，并实施了其他被认为有效的治疗。医院对坏血病的治疗要花去海军的一笔巨额资金，但来自法国和西班牙的入侵威胁意味着，只要水手的健康能支撑住，海峡舰队就得出海，所以这是一笔不可避免的开支。

成百上千的患者来来往往，作为首席医师的林德终年忙碌。很遗憾，管理哈斯勒医院实在是一项任务艰巨、责任重大的工作，林德的大部分时间和精力都被工作占据。即使每天都能目睹坏血病的肆虐，林德也鲜有继续研究的空间了。18 世纪 60 年代，林德又完成了一部开创性著作，即《论欧洲人在炎热气候中易发的疾病及预防致命后果的方法》（*Essay on Diseases Incidental to Europeans in Hot Climates, with the Method of Preventing Their Fatal Consequences*）。它出版于 1768 年，最终至少再版了 6 次。在书中，林德对热带气候下侵袭船员的最常见的热病的许多症状进行了描述，诸如黄热病、痢疾和铅中毒腹痛。同时，他还提出了针对这些问题的防治建议。关于疟疾的预防，林德建议舰长禁止手下的船员在岸上邻近死水潭的地方睡觉，以免接触不洁空气。这是一项有效的预防措施，但林德的推荐理由错了——病媒是沼泽里的蚊子，而不是不流通的空气本身。林德的这部书被奉为英语世界里热带医学的标杆性著作达 50 年之久。在出版于 1757 年的著作中，他提出了关于海军卫生的建议（如获采纳，将对水手大有裨益），而有关热带病的著作（本身就是一项巨大的贡献）则奠定了他作为 18 世纪最伟大的医学作者之一的地位。

可惜的是，林德对坏血病的思考在这一时期越来越糊涂。在哈斯勒医院，他作为首席医师的职责不是研究坏血病患者和开展实验，而是尽可能快地把他们送回战位。他有时间做的寥寥几次实验得到的结果五花八门、难成定论，有时候还相互矛盾。他再也没能重复像他在索尔兹伯里号上所做的临床实验，并得出同样明确的实验结论。

在 1753 年出版《论坏血病》的第一版之后，林德开始痴迷于浓缩柑橘果汁，好让它更起作用。在医学界看来，与直接饮用一杯水果汁相比，从瓶中一勺一勺舀出来的小剂量浓缩药似乎更见效也更郑重。而且在已经满载着水手和补给品的舰船上，储存几十桶柑橘果汁也不现实。柠檬和橙子价格不菲，而且很占地方。这些水果必须从地中海进口，且要保障它们在全英国的物资供应是非常复杂的。此外，鲜柠檬无法像新鲜的花椰菜或苹果一样，在海上连续保存几个月。

林德研发出一种蒸发掉新鲜果汁中的水分的方法，以制作更易在舰船上储存的浓缩果汁。他提出的"方法能便携地将它们（柠檬和橙子）的优良特性完整地保存多年……因为橙子和柠檬容易变质，不是每个港口都买得到，也不是一年四季都有等量供应"。他为这种"浓缩"果汁的制备方法提供了详细说明。他建议军医将过滤后的果汁倒入广口碗（"促进蒸发"）或"常见的用于洗涤的涂釉陶盆"，然后将容器放入盛有沸水的平底锅里。液态物质的温度要保持在稍稍低于沸点的水平，直到足量水分蒸发出来，浓缩果汁变得"像油一样黏稠"为止。接着，将它倒入小瓶，并塞上软木塞封存。"这样一来，"林德写道，"12 打柠檬或橙子蕴含的酸性物质和有效成分就能装进一只 1 夸脱的瓶子里，并保存好几年。"

林德没有试验这种浓缩果汁的效果，尽管他在著作的原始版本中承诺"不会提出任何单纯由理论得来的东西，一切都要凭经验和事实来认定，那才是最确切、最可靠的行动指南"。如果他坚持这一导向，海军部引入有效的坏血病治疗措施或许就不需要多花几十年之久。很不幸，关键成分维生素 C 的多变属性给林德开了个玩笑，他利用腌渍、蒸发或煮沸法保存水果的尝试，破坏了它们之前具有的抗坏血病能力。

在其作品的第三版中，林德推荐了多种具有抗坏血病能力的食物，如醋栗、啤酒及苹果酒等发酵酒，但完全没有拿出实验证据。"未成熟的醋栗，"他宣称，"若放进干燥的瓶子并以软木塞封住，再放进一壶水中加热至接近沸腾，就能排出湿气，长年保存。"这确实也没错，但由于林德不知道维生素 C 将被加热破坏，在他的假设中，只要醋栗仍可食用并且尝起来还不错，它们抵抗坏血病的能力就还在。很显然，他没有检验自己的假设。《医学史》（*Medical History*）杂志刊登了 1951 年的一项实验，R. E. 休斯（R. E. Hughes）在文中表明，尽管每 100 毫升新鲜醋栗含有 50—65 毫克维生素 C（甚至比鲜柠檬汁还高一些），但经过加热并瓶装储存大约 1 个月之后，其维生素 C 含量几乎为零。还有证据显示，云杉啤酒或发酵云杉梢含有的维生素 C 也有程度相仿的下降。实际上，发酵过程就会破坏大部分维生素 C，而剩下的在几周的储存后也消失了。

尽管林德的浓缩柠檬汁在新鲜状态下含有相当多的维生素 C，每 100 毫升的含量约为 240 毫克，但原材料柠檬中的维生素 C 已流失 50% 了。也就是说，同等数量的柠檬在被制成浓缩果汁之前，每 100 毫升含有的维生素 C 接近 500 毫克。储存一个月以后，87% 的维生素 C 流失掉了，浓缩果汁余下的成分与一只普通的新鲜柠檬相仿。尽管浓缩果汁仍是一种不错的维生素 C 来源，但由于人们相信它的抗坏血病能力可达等量普通果汁的 10 倍，因而仅进行了少量分发。考虑到柠檬的花销和制作工序的成本，林德的浓缩果汁对柠檬汁的利用效率非常低下。在不同批次的浓缩果汁中，维生素 C 的水平大相径庭，这取决于制作时间和制作过程中加热的温度。如果医生太过疏忽，将浓缩果汁煮开了，那么几乎所有的维生素 C 都会流失。后来，林德还了解到使用涂釉容器制作浓缩果汁会产生一种潜在的有毒混合物——柑橘果汁从釉面中吸收了危险剂量的铅。

未经针对浓缩果汁效果的经验性测试，林德自然就没有合乎逻辑的理由来认定，浓缩果汁的制作过程会破坏酸性物质的"特殊"性质。浓缩果汁看上去没问题，尝起来不错，而且也还是酸味的，他据此推断果汁仍然有效。林德永远无法实现逻辑上的跨越，来理解食物特殊的抗坏血病属性为何会随时间推移或加工过程而消失——或许是由于他跳过了对这一假设的全面检验。一次简单的试验就能让这个缺陷暴露无遗，并揭开他的方程式当中最难解的谜题之一，进而引导他就新鲜柑橘果汁的治愈力得出更为确凿的结论，或许也能让他更早或更准确地理解坏血病。然而，林德很难劝服别人饮用自己的浓缩果汁，即使在海军赞助的、专为试验多种抗坏血病物质的远洋航行中都不容易，因为它的制作既昂贵又耗时。

到18世纪60年代，海军医学专家形成了一个令人担忧的共识：很多由来已久的坏血病治疗手段，例如在开放性创伤上涂水银药膏、食用硫酸作为膳食补剂、向饮用水加入盐酸，甚至放血这种万能疗法的祖师爷，都没有给这场争论作出任何有益的贡献。与此同时，坏血病给皇家海军带来的问题越发严峻。自18世纪40年代的安森远航以来，坏血病在远洋航行船只上的发病率持续攀升。随着海军战略更侧重于在外国近海巡航，船舶在遥远并可能敌对的海域航行的时间越来越久。船舶越造越大，任务期越拉越长，所需的水手也越来越多。几十年间，大量探讨坏血病及其起因和疗法的著作、手册、论文和宣言得以出版或发表，几场没有定论的实验在普利茅斯皇家海军医院和哈斯勒海军医院得以完成。1764 年，英国海军部终于提议在海上检验抗坏血病物质的效果，因为海上可以排除非航海因素对结果的影响。当时，英法七年战争刚刚结束，海军部得以腾出时间处理非军事问题。这项实验将对大量相互冲突的观点和建议进行筛选，以得出一些可靠的坏血病信息。

海军部委托约翰·拜伦（John Byron）指挥一艘船前往南太平开展一些初步考察活动，同时监测新鲜食品对船员坏血病发病率的影响。那次航行时间不长——1766 年 4 月就返回了，还不到两年——拜伦关于抗坏血病物质的结论十分粗略，不大能靠得住。这些人遭遇了坏血病的可怕折磨，不过多亏海军部命令拜伦在一切适当时机为船只采买、配备新鲜蔬菜，患病死亡的人并不多。拜伦为他的手下订购了辣根菜和椰子，他宣称虽然辣根菜"妙用无穷"，但拯救他们逃脱死亡的其实是椰子。"仅这些椰子对那些饱受折磨的人产生的影响就令人惊讶不已……很多人处于你所能想象的最剧烈的疼痛之中……而且被认定已处于疾病终末期。然而，吃了那些椰子（尽管仍是在海上）不出数日，他们的病情就得到缓解，能够返回岗位了，甚至能像染病前一样从事高空作业。"返航途中，拜伦储备了超过 2000 颗椰子，并幸运地将坏血病扼杀在萌芽状态。然而，拜伦那不甚科学的观点，即椰子是一种有效的抗坏血病物质，对海军部几乎没有现实价值，因为在英国并不容易买到椰子。总之，这次实验的启发性不强。

第二次远洋航行组织得十分匆忙，这一次将着重检验几种公认最具抗坏血病效果的东西。拜伦于 1766 年春季返回之后不过几个月，由塞缪尔·沃利斯（Samuel Wallis）全权指挥的两艘船已经为当年 8 月的航行完成了补给。林德的浓缩果汁仍然不是此次要评估的抗坏血病疗法之一，它太过昂贵，有效性也成疑。1767 年，伤病委员会（The Sick and Hurt Board）致信林德，表达他们对柑橘浓缩果汁效果的怀疑，因为他们自己的实验已证明其效果并不明显，他们还尖锐地强调了它的成本，以及足量供应海军的不现实性。1762 年安森勋爵去世后，林德的事业和观点失去了有影响力的高层支持者。尽管他笃信，自己的浓缩橙汁和柠檬汁具有抵抗坏血病的价值，然而一种新的理论逐渐占据上风，而且它对昂贵的柑橘浓缩果汁并不感兴趣。

戴维·麦克布赖德（David MacBride）是一名曾在海上短暂服役的都柏林内科医生，他于 1764 年出版医学短文《实验论集》（*Experimental Essays*）时，时年 38 岁，比林德年轻整整 10 岁。此人是坏血病腐败/发酵理论的主要拥趸，该理论在 18 世纪中期越来越流行。这种流行理论的基础，是苏格兰内科医生约翰·普林格尔原本在 18 世纪 50 年代向皇家学会提出的观点。普林格尔长期致力于研究哪些物质能让浸泡在温水中的肉更迅速或更缓慢地腐烂变质。他发现，发酵面包似乎能显著减缓这一过程。根据布尔哈弗的理论，坏血病是一种"腐败病"。（林德甚至也同意这个观点，他在自己著作的初版和第二版中宣称，排汗受阻造成了坏血病的"腐败"。）一切能延缓、阻止或预防腐败的物质都是对抗坏血病恶化的优质备选。普林格尔本人认为，糖都很可能是一种能有效抵御腐败疾病的物质，因为它能促进发酵。

麦克布赖德关于坏血病的理论有一个前提，那就是所有生物体内部都有一定量的"固定空气"。腐败变质的身体会释放一种气体，他认为这就是体内的固定空气，一旦生物体无法锁住这些气体，它们就会逸出。既然所有生物体发生分解时都会放出这种气体，也就是固定空气，那么麦克布赖德自然据此断定固定空气肯定是所有生物体的黏合介质。发酵将阻止腐败的发生，因为它能产生更多的固定空气，接着它们就能弥补腐烂分解过程中散失的气体。按照这种多少有点古怪的思路，容易在消化过程中发酵的食物将成为治疗坏血病和肺结核等腐败病的理想药材。麦克布赖德认为，大麦芽是最适合水手食用的东西，因为它价格低廉，可以储存很久，并能在船员患上坏血病时很快发酵成"甜麦芽汁"。麦克布赖德认为，每天饮用几品脱发酵麦芽汁就能驱散坏血病，因为这样做能重新补足人体内的固定空气。麦克布赖德声称，麦芽汁的"抗坏血病能力完全可与酸性水果的新鲜果汁媲美"。麦克布赖德在普林格尔的肉类实验基础上更进一步，他引人注目地宣布自己通过将肉暴露在瓶装的固定空气之中，成功防止了肉的腐烂变质。他还宣称，用板油焖煮肉类，进而防范固定空气逃窜，也阻止了肉的腐败。麦克布赖德也指出，新鲜果蔬能防治坏血病，纯粹是因为它们易于在消化过程中发酵；从理论上看，标准海员口粮中的腌肉和饼干很难消化。1764年，普利茅斯皇家海军医院对甜麦芽汁进行了实验，尽管供给非常充裕，但它没有给罹患坏血病的水手带来任何好处。在一名受试患者日趋衰弱、最终死亡之后，其他患者奋起反抗，拒绝继续参与实验，他们声称"麦芽汁造成了极坏的影响"。同一时期，林德也在哈斯勒医院开展了为期两周的甜麦芽汁实验。毫不意外，他也报告称麦芽汁对于抑制坏血病的发展没什么效果。麦克布赖德被医史学家詹姆斯·瓦特爵士（James Watt）称为"沽名钓誉的医生"，面对失败的实验，麦克布赖德没有从自己无凭无据、追逐私利的理论上总结教训，而是归咎于皇家海军（大概还有海军医生）的因循守旧。他写到，实验的失败"很容易理解，对创新和实验的反感在全人类范围内都十分普遍，但是海员群体尤其严重"。后来，麦克布赖德请他弟弟所在舰艇上的军医检验了他的麦芽汁，军医报告称麦芽汁在航行中治愈了坏血病。麦芽汁富含 B 族维生素，能增加水手膳食中的营养成分，降低脚气病和夜盲症的发病率。但是，任何宣称它有助于坏血病患者的人，要么是上当受骗了，要么就是在说谎。现代研究已经表明，发酵麦芽制成的麦芽汁实际上几乎不含维生素 C。"既然僵局已经完全打破，"麦克布赖德宣布，"我们肯定还要做更多实验。"

1768 年，沃利斯带着针对多种抗坏血病物质有效性的报告从太平洋归来，关于麦克布赖德鼓吹的麦芽汁的益处，沃利斯闪烁其词、未下结论。沃利斯还对便携汤料和萨露普汤（Saloup，一种由兰花根和德式酸菜制作的温和、呈油脂状的饮品）进行了试验。尽管两艘船上的坏血病都很猖獗，但抗坏血病药物的分发可以做到有求必应，只要船只靠岸停泊，他们就能吃到新鲜的食物。沃利斯和第二艘船的指挥官菲利普·卡特里特（Phillip Carteret）都没有受过科学或医学训练，所以他们的报告并未明确指出海军部提供的哪些东西对于坏血病的防治有帮助。

林德认为海军生活的压力加剧了坏血病对水手的影响，而柠檬汁则是他在生涯中测试过的最佳的抗坏血病物质，这些信念他从未动摇过。"关于橙子和柠檬在坏血病防治中的长处，现在我必须要补充，在看起来最令人绝望的病例中，柠檬汁对病情的缓解是最迅速、最奏效的；我已经用柠檬汁救治了几百名患者，他们原本因这种病承受着近乎无法忍耐的苦痛和折磨，也没有其他看上去有用的法子。"看起来林德在哈斯勒为患者提供了新鲜果汁，并制作了可供舰船储存的浓缩果汁，而他没能在哈斯勒检验浓缩果汁的效果，可能是因为他必须尽快治愈病人，于是就没有制作果汁和做实验的时间了。还有一种可能，林德对浓缩果汁的作用抱有过高的期望，这使他对其缺点视而不见。因为，林德的朋友兼同事爱德华·艾夫斯博士（Edward Ives）经亲自验证后也发现，浓缩果汁（的效果）"还不如非鲜榨的储藏果汁"。不过，林德没有像同时期其他围绕坏血病著书立说的医生那样，刻意隐瞒不符合自己的理论和发现的证据；如果有什么东西没有发挥预期效果，并且为他所知，他就会把这些信息添加在作品里。

1772 年，林德的著作出版了第三版，这也是最后一个版本，那年他 56 岁。他劳累过度，对自己数十年来寻求理解坏血病的结果也愈发灰心，他似乎已经放弃了揭开坏血病神秘面纱的希望。"我不会再进一步推动研究了，"他写道，"的确，更加完美的作品和更为确切的疗法也许是人们翘首以盼的……然而，尽管一些片面的事实和观察会因人们对更大成功的期盼而受到吹捧，但很快，经验的积累必将令一切治疗技艺中的积极断言背后的谬误暴露无遗。"尽管著作第三版广受欢迎，法语版、西班牙语版和荷兰语版也相继出版，但林德似乎已承认了失败，不再寻求进一步的坏血病研究了。

年轻时的他曾如此接近真相，然而在接近退休之时，他失去了以有效方法继续开展研究的热情，也没有动力或意愿将自己早年的发现发扬光大。他知道新鲜蔬菜和柑橘类水果能治愈这种疾病，可他没能总结出上述果蔬的缺乏可能正是这种病的起因。他从未认为坏血病是一种营养缺乏症，也无法理解新鲜蔬菜和柑橘类水果为何有益，除了它们比腌肉和硬饼干更好消化。

在一个例子中，林德甚至还批评了一个认为坏血病是一种营养缺乏症的人。"再次有人，"在著作的最后一版中，他直指一位真正理解了坏血病的理论家巴赫斯特罗姆，"提出这是人体组成成分的问题，如果不食用绿色草本植物、蔬菜和水果，就无法长久地保持健康、维持生命；长期不吃这些食物，是这种疾病的唯一起因。"林德反对坏血病是由膳食直接造成的，还举了几个例子说明坏血病在有新鲜蔬菜吃的水手中明显也很猖獗。"通过每天对比那些患者的情况，"他写道，"我惊奇地发现他们的康复进程高度相仿，尽管完全没吃蔬菜，但整体而言他们的病情在好转。"他总结道："这种病能在多种情况下出现好转，这不能归因于任何膳食、医药或某种摄生法。"

尽管林德从未丢掉解救海军水手疾病之苦的愿望，但他已尽己所能地走到了认识坏血病的尽头。他的思维越来越混乱，他所看重的早期观点被他自己的观察证伪了。他也逐渐确信，自己早年间认为坏血病源于身体腐败的观点犯了错误。他的实验确凿无疑地说明，坏血病患者身体的腐败情况并没有比非坏血病患者更糟（甚至在坏血病的症状最严重的时候，患者的血液或组织也没有真的发生腐败或分解）。林德对腐败状况的观察应该也给普林格尔和麦克布赖德的理论泼了一盆冷水，然而在 18 世纪 70 年代，麦芽汁能抵御坏血病腐败的观念愈发盛行。这与普林格尔的影响力和身份地位有着莫大关系，他于 1772 年出任皇家学会主席。

麦芽汁作为一种抗坏血病物质受到拥护，这一定让林德更失望了。他对这个号称最有希望治愈坏血病的伟大构想满腹狐疑，不过他钟爱的浓缩果汁似乎一样无用，这大概让他对 25 年前自己原先的临床实验结果产生了疑虑。对他来说，那一定是一段痛苦不堪的日子。最终，在退休前的几年里，他甚至还推荐过一种用以防治坏血病的酒石药膏——可他已经证实过，这东西一点用也没有。林德回到了原点，他对坏血病的最终理解还不如他在索尔兹伯里号上担任身份低微的军医时透彻明白。

但是，与其说严谨准确的科学实验的缺失应被视为林德人格上的污点，不如说那是他深受所处时代影响的印记。林德无法彻底挣脱医学和科学的流行模式，就像他难以不顾着装、写作或政治的风尚一样。"相信一种疗法能应用于大部分疾病且从不失手，大概是徒劳的空想，"他写道，"……这让治愈的技艺变得像我们的服饰一样，多变而无常。"由于缺乏沟通，即使是博闻强识的科学界成员也很难信任相互之间的发现。当时还没有可靠的、经同行评议的期刊，没有学术会议，也几乎没有人尝试用经验证明理论。18世纪，自己重现实验是让发现赢得认可或得到确证的唯一标准。在没有公认的实验设计标准的情况下，要实施能产出有意义结论的实验几乎是不可能的。对于一个理论的接受度影响最大的因素是有势力的关系网。

林德从未入选皇家学会，尽管许多能力和成就低很多的人都轻易入选了。他在1776年入选了法国皇家医学会，但终其一生都没有在英国获得过其他荣誉。由于他直言不讳地批评有权有势的同行，而他自己的社会地位并不显赫，因此他在科学界扬名的机会遇到了阻碍。1783年，67岁的林德从哈斯勒医院退休时，也没有得到像样的欢送，哪怕他的儿子约翰获准接替了他这个收入不菲的职位。由于他没写过回忆录，外界对他的个人生活所知不多。享受着每年200英镑的养老金，他的退休生活应该没有什么财务压力。1794年，他在戈斯波特离世，享年78岁，他的夫人则又度过了近三年光阴。

林德最伟大的职业成就，或许是激励感召了整整一代追随者，例如后来在海峡舰队做医生的托马斯·特罗特（Thomas Trotter），还有詹姆斯·库克和年轻的吉尔伯特·布兰。尽管林德没能彻底解开坏血病错综复杂的绳结，但他带领其他人走上了这条道路。他们将见证坏血病在皇家海军几近根除的一幕。林德是位科研人员，而不是个鼓动家。在一生中，他从未写过哪怕一篇论文或文章，抑或一本小册子、一部书来宣扬他的观点。为了避免卷入争斗，他从不回应其他医生对自己作品的公开批评，只是辛勤地修订着下一版的书稿。他无意担当猛烈攻击同时代海军和医疗实践的旗手，或许是因为担心自己对海军上司口无遮拦的批判会危及他在哈斯勒的职位。他的个性可以用他自己的一句话完美概括："播撒箴言的领域属于我，施行与否之权俱在他人。"

我要为林德说句话，在 18 世纪，内科或外科医生个人的理论和建议几乎都不曾带来积极的影响。尽管林德在索尔兹伯里号上的临床实验绝对是革命性的，他对于坏血病治疗的建议也比同时代的任何人都更准确，然而就算效果拔群，单凭他的建议也很难泛起波澜。要根除海军中的坏血病，仅拿出有效治疗手段的证据是不够的，它需要一场制度革命。吨位大到足以支持长时间远洋航行或长期离港执行任务的船只，绝大多数都是由政府所有和运营的。不只在英国是这样，法国、西班牙及荷兰也是如此。这些船只的补给均由集权化的军需委员会统一安排，只要集中采购的标准化海军口粮仍然缺乏营养、质量低下，并且严重缺乏含有维生素 C 的食物，坏血病就永远都不会得到有效的治疗。

必须要想方设法说服海军高层——那些终日奔忙的人时常遭受涵盖各种海军事务（从食品供应到经度计算再到舰船设计）的稀奇古怪建议的轰炸，他们频繁因战争、贸易争端和其他政治因素而分心。对于拥有一定社会关系和政治影响的人来说，做到这一点都绝非易事，更别提一位中产阶级出身、籍籍无名的海军军医了。况且，他的施治方案与同时代的其他医者相抵触，他的哲学理论化倾向就像 18 世纪的其他作品一样晦涩难懂。奋力寻找坏血病良药的海军医生就像一群吱吱叫的老鼠，问题是他们处在一间巨大的谒见厅的角落里——决策制定者几乎听不到他们的声音，而且肯定也听不懂他们的语言。

但是，到 18 世纪 60 年代末，争夺海军部注意力的声音多得令人厌烦。如能解开那个时代最大的医学疑团，不仅能打响名声、助益事业，要是拿到了发明专利权，还能让一个人富可敌国。事情已经越来越明显，坏血病不是由通风不畅或潮湿空气妨碍自然排汗造成的，也不是传染病或脾脏阻滞引发的。潜在的治疗方案中，麦克布赖德的麦芽汁最具体制影响力，而且获得了皇家学会的支持。麦芽汁非常出色地满足了坏血病疗法的一切必要标准：易于携带；能轻松地在船上储存 1 年以上，或许无限期储存也可以；兑水之前，占据的空间不算很大；不需要大量淡水，毕竟淡水在海上是稀有物资；最重要的是，它能容易地以适中的价格买到。但它真的奏效吗？麦芽汁连同其他坏血病疗法的效果，无疑是引发海军部深思的一个大问题。尽管第一次实验性航行的发现并不确切，麦克布赖德还是直言不讳地驳斥了负面结论，约翰·普林格尔爵士则依旧相信麦芽汁的潜力。也许是对此前两次草草安排的抗坏血病实验的结果感到失望，海军部的成员开始策划更全面、更具说服力的实验。他们要寻找一位比沃利斯或卡特里特心思更缜密的舰长，这样一来，所得的结论就更能令人信服。这次航行也不能被某个压倒一切、可能生死攸关的军事目标所主导。海军部当然也不认为自己可以依据读到的那些零散又琐碎的报告做出决定，抑或向军需委员会提出建议，又一次实验会显得他们正在行动起来解决问题，而且不用为作出代价昂贵或在未来可能进退两难的决策中承担难以应付的责任。幸运的是，英国在1764—1775年没有卷入战争，皇家海军眼前的压力没有了，这缩短了舰船在海上的时间，坏血病的发病率也随之降低。1768年年初，皇家学会向皇家海军建议双方到南太平洋开展一次联合行动。同时，一个颇具科学头脑的年轻船长被提拔为上尉并选为这次行动的指挥官，他的名字叫詹姆斯·库克。此次行动的目标有三个方面：一是发现新大陆；二是记录天象；三或许是最重要的，对一系列抗坏血病物质开展严谨的实验。

第七章

老船长：詹姆斯·库克在太平洋

1769 年 6 月 3 日，在太平洋小岛屿塔希提岛（Tahiti）上，那是安逸又湿润的一日。"一天到头也看不到云彩，"探险队指挥官詹姆斯·库克上尉写道，"空气清新极了。"正当奋进号在近海的一处避风港下锚时，一小群英国军官和科学家正急匆匆地走向已经架设在一座简易营垒内部的望远镜。还有两架望远镜已在岛上布置好，以对一个具有重大科学意义的天象开展独立观测。象限仪已就绪，脚架已打开，烟色玻璃也已罩在眼前。所有人都紧张地等候着，直到上午 9 时 25 分，"整个金星"开始像阴影一样掠过太阳表面。

为了这一刻，他们去年秋天就离开英国，开始了环球航行。然而他们沮丧至极，因为他们"清晰地看见行星体周围笼罩了一层大气或尘埃的阴影，这将严重干扰接触时间的测定……在接触时间的观测上，我们之间的分歧远超预期"。计算将是不精确的。在行星的边缘看起来朦胧不清的情况下，他们如何能记录日食的精确时间呢？对金星凌日的观测，是皇家学会尝试计算日地距离工作的一个组成部分，也是皇家海军向南太平洋派遣探险队的动因之一。不过，比观测金星凌日更引人注目的是，自驶离英国 10 个月来，他们没有一个人——军官、科学家或船员——在远航中罹患严重的坏血病。这一成就是前所未闻的，但它绝非偶然。

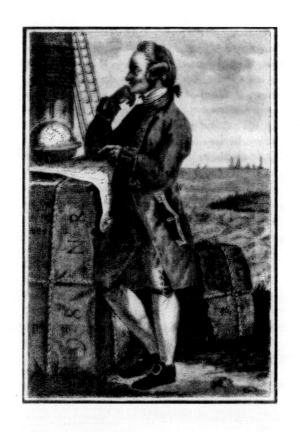

英国的詹姆斯·库克船长（1728—1779 年）是一名经验丰富的水手，

他证明了坏血病在持续多年的远洋航行中并非不可战胜，

然而他弄混了关于哪种抗坏血病物质最有效的记录

在 1768 年 8 月接手奋进号之前，40 岁的库克就是一位前途光

明的非委任船长了，并且靠着自己的能力和工作态度吸引了海军部

的注意。身为苏格兰移民劳工的儿子，他出身卑微，仅接受过一点点正规教育，但他是一名出色的航海家。他身材高大，神情严肃，有着指挥官的共同特质。27 岁时，他就谋得了一个安全又有利可图的职位，在北海的一艘"三桅运煤船"上做船长。他的船坚固、结实，满载着煤炭。但是，这种循环往复、波澜不惊的生活不是库克想要的。对冒险的追求和仿佛无止境的好奇心驱使他放弃了自己的船长职位，在七年战争爆发之际加入了以冥顽不化著称的皇家海军，做了一名熟练水手（Able seaman）。一段狂野而平步青云的旅程就此开启，并为他赢得了国际知名度和全世界的尊敬。

库克晋升委任军官的道路并不平坦。尽管他在非委任军官的层级中快速升迁，指挥权却轮不到他。1759 年，英国人占领魁北克城时，他曾与法国人交战，还为舰队绘制了圣劳伦斯河的地图。他花了 5 个夏天，在北大西洋耐心地勘测了纽芬兰犬牙交错的海岸线，并对一次日食以及其他天体的运动情况进行了观测。后来，他把观测成果提交给了伦敦的皇家学会。很大程度上得益于他的航海技术和他对科学观测的兴趣，在参加海军 13 年后，他终于被任命为上尉，并奉命指挥自己的舰船展开一场探险——在未知水域进行科学探索，这个角色他可以出色地胜任。

对于自己的船只，库克提出了一个不寻常的请求。他不想要常规的海军舰艇，而是看中了彭布罗克伯爵号（*Earl of Pembroke*），这是一艘笨拙又粗犷的惠特比运煤船，就是他加入海军之前驾驶过的那种。很多人对这艘又矮又宽同时也不讨喜的船抱以嘲讽态度，宣称它与皇家海军根本不搭，但库克清楚，这种吃水很浅的船特别适合在未知的近海沿岸航行。这艘船已有 4 年船龄，加装了大炮，加固了船体，或许还清扫了煤渣。它被更名为"奋进号"，以昭示其光彩夺目的未来。尽管它只有 98 英尺长、29 英尺宽，但货舱容积很大，可以理想地存放 94 名探险队员的补给和科学仪器。富有的博物学家约瑟夫·班克斯（Joseph Banks）和他的随员参加了探险，"一行包括 8 个人和他们的行李"。奋进号上十分拥挤——根据一些医学理论家的说法，这是坏血病和其他疾病蔓延的绝佳环境。

在皇家海军服役期间，库克已经目睹过水手被这种疾病折磨得身心俱疲的场面——牙龈流着血，牙齿摇摇欲坠，因贫血而无精打采，并且在痛苦地死去之前，黑色的斑块让他们的四肢全无血色。1757 年，库克的船在圣劳伦斯河上航行时，有 29 人因坏血病而死。在他从军的每一个年头，坏血病都与船员如影随形，虽然它不总是致命的，但也照样令船员胆寒并严重削弱了他们的战斗力。库克为患者的病痛和生命的离去惊骇不已，也认识到坏血病对船员潜能的削弱是多么严重，他急不可耐地接受了海军部在奋进号上防治坏血病的手段。自这艘船于 1768 年 8 月底离开德特福德（Deptford），他就开始推行清洁的生活习惯，同时保持船上空气新鲜，并分发抗坏血病膳食。他的措施还包括在时间允许的情况下尽可能靠岸补给新鲜蔬菜和淡水，以及请船上的博物学家鉴别海岸上可食用的外国植物。作为海军部为寻找坏血病疗法而持续行动的组成部分，奋进号装载了多种抗坏血病物质——几乎是经当时的医学界严肃推荐过的每一种——包括成桶的麦芽、德式酸菜、胡萝卜果酱、芥末、萨露普汤、便携汤料、蒸馏水，以及詹姆斯·林德那昂贵的柠檬和橙子浓缩果汁。浓缩果汁不多，由年轻的博物学家约瑟夫·班克斯保管。

当时，林德正在撰写《论坏血病》的第三版，但没有记录显示奋进号的图书室是否保存了这部奠基性著作的早期版本，约瑟夫·班克斯有没有读过此书也不得而知。海军部尤其盼望库克对发酵麦芽汁进行实验，如能证实它具有抗坏血病能力，就意味着解决坏血病问题有了便宜又简单的方案。作为即将上任的皇家学会主席和此次远航的另一位赞助人，呼风唤雨的约翰·普林格尔爵士也极力宣扬麦芽汁能治疗坏血病，因为它与自己的理论相符。海军部专门给了库克一本戴维·麦克布赖德的《实验论集》，并告诉他"有充分的理由相信，麦芽汁对于罹患坏血病和其他腐败病的海员可能有着不可估量的益处"。

1769年6月3日，金星的阴影从太阳表面逐渐褪去之后，库克就回到了奋进号上，打开了一个密封着的纸盒，里面装有此行的机密任务。他可能会因新任务的宏大规模而惊诧不已，然而他并没有显露出来——他接到的命令，是搜寻一块神秘的南方大陆，理论上它应该位于太平洋广袤的未知海域中。苏格兰有一位有钱有势、喜好纸上谈兵的冒险家，名叫亚历山大·达尔林普尔（Alexander Dalrymple），此人自诩是南方大陆专家，声称它的存在毋庸置疑。他那所谓最准确的地图显示，地球不够平衡，所以一块大陆"应该存在于赤道以南，这样一来南方的土地才能抗衡北方的土地，地球运动所必需的平衡状态才能维持"。达尔林普尔宣称，南方大陆必然存在，不然地球肯定会摇摇晃晃，并在旋转中失控。他预测，新大陆上的人口有 5000 万，其幅员"比整个亚洲的文明地带——从土耳其一路向东直到中国的东极——还要辽阔"。据他猜测，仅贸易潜力一项就"值当让英国动员起全国的制造业和船只，并足以维持全英的力量、统治和主权"。如果南方大陆真的存在，它将为最先发现它的国家带来巨额财富。现如今，金星凌日的天象已经顺利观测到了，库克的新任务就是找到这块南方大陆。

　　在找寻这块令人神往的大陆的征途中，英国并不孤单。1770年，秘鲁总督唐曼努埃尔·德阿马特（Don Manuel de Amat）派两艘船抵近塔希提岛和南太平洋，但未能找到那片广袤的南方大陆。1768 年，路易斯·安托万·德·布干维尔率领的法国探险队也曾登陆塔希提岛，船员们因坏血病遭遇了可怕的折磨，他们长出了呈斑点状、渗着液体的疮口，关节疼痛难忍。到岛上时，几名水手已经撒手人寰，其他人则虚弱不堪，勉强能够登岸。后来，布干维尔写道："人们一直为地狱在哪里而争吵不休，老实说，我们找到了它。"他指的是自己的船，而不是塔希提岛这个热带天堂。在那里，他得以补充新鲜食品，并悉心照料在死亡线上挣扎的水手，使他们恢复了健康。布干维尔再次上路，期望在南太平洋的未探索海域找到什么不寻常的东西，然而他和他的水手很快又陷入了可怕的折磨。1768 年 8 月底，布干维尔和他饱受坏血病和营养不良摧残的手下在印度尼西亚的布鲁岛（Buru Island）发现一个荷兰人定居点之后，总算从令人沮丧的逆境中走了出来。"你必须是一名水手，"他写道，"而且被逼入绝境，就像我们在几个月以来共同经历的，这样你才能体会到满目的绿色和一顿丰盛的晚餐能给那种境遇下的人带来怎样的感触。"尽管许多西欧国家在海上到处搜索，寻找新大陆，但坏血病将它们都牢牢地束缚住了。

库克对奋进号下了新命令：金星凌日的天象一结束，就"毫不迟疑"地出海。对于他的很多队员来说，作别塔希提岛需要些坚韧不拔的勇毅。他们已经在这个热带家园度过好几个月，要对它说再见并不容易——譬如，有两名水手"深深痴迷于"岛上棕色皮肤的美人。海军的生活是艰苦的，但他们很快又回到了岗位上。船只准备离港时，"木匠们忙着收起船锚，海员们为起航做准备"，库克则要确保船舱里尽可能多地储备了本地植物和水果。

当他们驶向浩瀚的大海，感伤地挥别身后植被繁茂的岛屿时，库克把思绪转向了南方大陆。尽管太平洋的未探索区域十分广大，但这样一块大陆的存在似乎并非板上钉钉之事。库克就一直怀疑这样一块广袤的大陆其实是子虚乌有的，而他的疑虑感又因为一个名叫图帕亚（Tupaia）的塔希提祭司变得更强了。图帕亚受班克斯力邀来到船上，并参与了随后的航行。虽然图帕亚表示自己对周边岛屿了如指掌，还在地图上圈了几座岛屿的位置，但库克却先知先觉地认为"我们不觉得他知道或听说过什么大陆"。途经一片小群岛之后，库克欣然将其命名为"社会群岛"，因为它们"彼此相邻"。接着，奋进号向南挺进，一头扎进看起来浩瀚无垠的海洋，浪花在太阳的照耀下闪闪发光。

到9月初，他们已经越过南纬40度线，库克命令奋进号改变航向，向西前进。在接下来的一个月里，迎接他们的只有大海和海上的风，偶尔到来的风暴会打破这种千篇一律，坏血病也很快在船员中露出獠牙。库克当机立断，下令医务室拿出抗坏血病物质，特别是德式酸菜，一场灾祸过去了。班克斯使用林德的柠檬和橙子浓缩果汁来应对自己身上的初期症状，效果立竿见影。10月上旬，负责观察水面的水手发现了少量的海藻、树皮和鸟类——这是接近陆地的可靠征兆。借助粗略的航海图，库克意识到他们可能正在靠近新西兰，那是最先由荷兰水手和探险家阿贝尔·塔斯曼（Abel Tasman）于一个世纪前在地图上标注的一片未探索陆地。

库克的船在距离东岸不远的海面上起伏摇摆着，他站在甲板上，费力地眺望薄雾后面若隐若现的陆地，但他只能辨认出几片暗绿色的林地和雾气上方微微露出的山巅。烟雾说明有人在这片土地上定居，班克斯写道："所有人似乎都认为这就是我们要找的大陆。"向南航行途中，库克要求在风波中起伏的船远离令人生畏的海岸，以避开隐秘的浅滩和水下的礁石。当他们终于驶入一处避风的港湾时，与当地人的第一次接触却以流血收场，4 名毛利人袭击了船员，之后被枪吓退。还有几名毛利人试图盗窃火枪，结果被射杀。在塔希提岛受到友善的招待后，船员的士气被暴力挫伤了。班克斯写道："到目前为止，我生命中最不快的一天就这么结束了，黑色就是它的标记。老天保佑这样的日子别再回来破坏我对未来的憧憬了。"

库克把他们停留的港湾命名为"波弗蒂湾"（Poverty Bay）[1]，一方面"因为它没有带来任何我们想要的东西"，另一方面是因为他十分担心坏血病的暴发，却不敢派人上岸采集蔬菜。之后的 6 个月里，他一直沿着新西兰海岸线巡航并绘制地图，以确认这里是不是传说中的南方大陆的外延部分。他们同毛利人的关系仍然难以预

---

[1] 波弗蒂湾是对"Poverty"的音译，这个词有"贫穷""困乏"之意。

料。奋进号曾数次凭借炮火吓退了逼近的毛利独木舟，然而在其他时候，水手又能与他们和平地展开贸易，用布料和钉子换取木材和蔬菜，包括芋头、山药、番薯和棕榈心——它们都极具营养价值，且有抗坏血病作用。毛利人讲的语言与塔希提岛的原住民相似，图帕亚就能把对话中的基本信息和问题翻译出来。

班克斯和其他博物学家迫切想从拥挤恶臭的船上逃出去，他们不放过一切上岸的机会，并收集了几百种植物新物种以供后续研究，以及在坏血病卷土重来时食用。除了他们采集的野草、根茎、球茎和异国水果，奋进号还装载了一批被认为具有抗坏血病效果的食物。凌乱的餐桌上常常摆满了用大木盘装着的卷心菜，它们带着泥，正处于发酵过程中。与卷心菜拌在一起的还有其他诱人的配料，例如野芹菜、洋葱或辣根菜。"起初，大伙不愿意吃泡菜，"洞悉人心的库克在日记中揭开了自己的一个领导秘诀，"直到我用了一个在海员中屡试不爽的办法，那就是每天给军官的餐桌加一些泡菜……不管你给海员什么东西，只要它打破了常规，哪怕对他们有无穷的好处，他们也不会买账的，你能听到的只有他们对首创者的抱怨；但是，一旦他们发现自己的长官认为那东西还不赖，它就是旷世奇珍，它的创造者就成了该死的忠直良人。"他还严禁船上的厨子供应雪泥，也就是烹煮腌猪肉和牛肉残余的脂肪。（虽然此举无法阻止坏血病，但它对健康确实有益处，例如预防铜中毒。）库克提倡洗冷水澡，并"以身作则"。他还要检查海员的手部清洁，不讲卫生的人将被克减格罗格酒的供应，以示惩罚。

班克斯和库克对毛利人的一举一动进行了观察和书写，他们的社区、饮食、社会习俗和人口，甚至令人不安的食人证据都被记录在案。有一次，库克同一个毛利社区做贸易，他发现"他们最近肯定享用过人肉，因为我从一个人那儿得到了一根不知是男性还是女性前臂的新鲜骨头，肉刚刚被剥下来，据他们说已经吃掉了"。遗骸来自部落冲突中被杀掉的敌人。一个女人向库克信誓旦旦地说，他们从来不吃自己同部落的人，只吃敌人，但库克还是感到一阵反胃。

由于库克对膳食和清洁的严格要求，仍有 91 名水手欢度了 1769 年的圣诞节。（此前有 3 人死亡，但并非死于坏血病。）他们情绪高涨，打下了几只大雁并将其烤得喷香，准备大快朵颐。按照班克斯的说法，"就像我们的老祖先在类似场合的表现"，水手们"喝得酩酊大醉"。他们在新年期间继续航行，到 1 月中旬，库克开始怀疑新西兰其实是两座独立的岛屿。4 月，奋进号已完成了对这两座岛屿的绕行。"这个国度，"库克写道，"曾被认为是想象中那片南方大陆的一部分，实际是由两个大岛组成的。"在 4 月中旬再度向西航行之前，他按照 18 世纪探险家的标准做法，为"乔治三世国王陛下"正式占领了这些岛屿。

由于奋进号装载着当地的新鲜物产，水手们保持了健康。大约两周后，坏血病还没来得及现身，瞭望员就发现了西面地平线上的陆地。借助荷兰人粗糙模糊的报告，库克估计印度尼西亚和东印度群岛以南存在一些陆地，但没有欧洲人确切地知道它的大小或方位。起初，这里看似一块令人失望的不毛之地，但随着他们延海岸线北进，岸上很快就变得"郁郁葱葱、风景宜人"。1770年4月28日，奋进号驶入一个风平浪静的港湾，并在此驻锚。一开始，库克把此地称为魟鱼港（Stingray Harbour），后来又改为植物湾（Botany Bay），因为他们"从那儿采集了大量的新植物"。直到5月6日，班克斯等博物学家才急匆匆地从临近的森林中采回了他们能找到的所有新植物。在班克斯采集的抗坏血病植物中，有一种来自植物湾的多叶菠菜，他将这种植物命名为番杏（Tetragonia cornuta）。

补充过蔬菜和水果的奋进号沿海岸线继续向北进发，不知不觉地闯入了大堡礁那片变幻莫测的海域——那里有绵延1000英里的岛屿群，和隐藏在湍流漩涡之下、如锯齿般锋利的珊瑚峭壁。灾难在6月10日的夜晚降临，伴随一阵恼人的碎裂声，奋进号突然倾斜着停了下来，橡木船体被珊瑚锐利的突起划了一道口子。在船体剧烈震动并开始进水的同时，库克冲上甲板，下令把将近50吨作为压舱物的铁块和石头扔下船，一起被弃的还有变质的食品和6门沉重的大炮。"这似乎是脱困的唯一办法"，他写道。

船只触礁的时候水位已经很高，他们就这样被卡在珊瑚礁上，挨过了一个难熬的夜晚，等待着下一次涨潮。船员们开动 3 台水泵疯狂排水，以免船只沉没。其他所有的可用人手为拉回船锚做好了准备，小艇上的人则奋力划水，试图将受损的奋进号拖离礁石。每个人都清楚，失败就意味着必死无疑——晨曦中，他们能远远地看到 20 多英里外的澳大利亚海岸，而周围一个岛屿也没有。潮水终于上涨，所有人都使出全身力气拉拽着锚绳和拖链。船身抖动着从礁石上滑了下来，结果又被划出一条裂缝，接着滑入水中。它没有像库克担心的那样即刻沉没，一大块珊瑚奇迹般地卡在了船体的破洞里。

他们像裹绷带一样，围着船身拉起一块浸透焦油的帆布，让漏水得到了进一步的控制，然后慢吞吞地开往前方未知的海岸。尽管"情况危急，甚至说是可怕也不为过""船一恢复漂浮状态就有立刻四分五裂的风险"，不过在之后的 5 天里，水泵不断地将水排出，受损的奋进号跌跌撞撞地撑到了一条河的河口。后来，库克将这条河命名为奋进河。他们找了个僻静处将船身倾斜过来，并在接下来的 7 周里修复了破损，还探索了这片干旱、丑陋的红棕色土地。他们运气不错，巨龟在这里的泻湖里畅游，袋鼠在灌木丛中栖息，能抵御坏血病的植物随处可见。除了图帕亚以外，坏血病再未纠缠别人。"牙龈溃烂以后，他的腿上很快生出了青色的瘀斑，紧接着每一种典型症状都来了"，但他没过多久就康复了，靠的是"有什么就吃什么"。

木匠使尽浑身解数修补了船体，奋进号得以重新启程，以较低的航速开始对澳大利亚东岸的剩余部分进行侦查。他们于 8 月底抵近大陆北端的约克角（Cape York），然后驶入托雷斯海峡（Torres Strait），这是一段将澳大利亚和新几内亚隔开的狭窄水域。回望自己刚刚驶过的漫长海岸，或许也闻到了海滨居民过日子的烟火气，库克宣布此地主权归属英国，并命名它为新南威尔士。几十年后，英国开始将罪犯送往这片大陆并设置流放地，这里被更名为澳大利亚。

航行中的不确定因素都已过去——东印度群岛周边海域早就是世人皆知的交通要道了。库克在印度尼西亚爪哇岛的荷属港口巴达维亚（今雅加达）停泊，在那里补充物资并更加彻底地修复船体，以便为返航做好准备。欢天喜地的船员将杧果、葡萄、西瓜、罗望子和椰子装上了船，一起被运上船的还有新鲜牛肉、猪肉和羊肉。倒霉的是，港口是个臭气熏天的藏污纳垢之地，充斥着从邻近的沼泽和污浊的沟渠飞来的蚊子，受污染的水也无法饮用。船员们在肮脏污秽的港口修理船只、享受文明社会的快乐，在这两个半月里，有 73 人被疟疾和痢疾击倒，其中包括库克和班克斯。起初的几个月里，库克记录称："我们的力量因疾病严重受损，能集合起来履职的官兵不超过 20 人。"1771 年 6 月 12 日，奋进号在英国下锚，疲惫不堪的水手经过两年 9 个月的海上之旅，终于踏上了故土。此前已有包括图帕亚在内的 29 人死于在巴达维亚染上的疾病，不过没有人死于坏血病。

库克在医学上取得的成就和他在地理发现上的功绩同样惊人。他真的征服坏血病了吗？倘若果真如此，这将是一项比发现达尔林普尔的南方大陆更伟大的突破，一个可与经度的精确计算相提并论的军事和商业优势。海军部将再也不必为 50%，甚至更高的死亡率准备冗余的人手，而这一点曾长期制约着那些遍及全球的昂贵而敏感的任务。毫无疑问的是，这场航行与安森在 30 年前穿越太平洋时的损兵折将形成了鲜明对比。

遗憾的是，库克在远航中采取的措施，没有一项在当时的其他船只上得到推广。因为在修订制度之前，海军希望得到无可辩驳的证据，来证明某种具体疗法对这种可怕的疾病确实有效。更何况，说不定他仅仅是吉星高照。一半船员在航行途中殒命，也让库克在防治坏血病上取得的巨大成功黯然失色。就在库克归国不久的 1772 年，林德出版了著作的第三个版本，也是最后一个版本，他在这一版本中态度悲观；同年，普林格尔出任皇家学会主席，这为麦芽汁带来了体制的支持。

尽管库克的征途前无古人，但海军部在隐秘大陆的问题上仍不满足，没过多久又命令他"在前所未有的高纬度地区完成环球航行"。也就是说，他要探索的是这个星球上最后的空白地带——南极附近的海洋。回国还不到一年半的时间，库克再次踏上南太平洋探险之旅，他要探索令人生畏、终年冰封的南极洲边缘，并绘出波利尼西亚群岛和新西兰的地图。

由于此次航行在计划中将耗时很久（大约三年），军需委员会殷切希望提供一批抗坏血病物质用于持续实验，任何决策者都乐于接受这个提议。库克又一次接到催促，要他抓紧用麦芽汁开展实验。（海军部注意到了普林格尔的劝诱，真诚地希望麦芽汁的抗坏血病作用能得到证实。）库克为自己的 200 名水手每人订购了将近 100 磅德式酸菜、25 磅腌卷心菜、15 磅便携汤料、31 桶"半桶装的麦芽汁"，还有一系列令人眼花缭乱的其他抗坏血病物质。"橙子和柠檬浓缩果汁"带的更多了，因为"我们发现它对坏血病的预防能派上很大用场，可以保护我们的人手免遭疾病侵袭"。这次的浓缩果汁由林德的追随者纳撒尼尔·休姆（Nathaniel Hulme）制作，他还提供了服用方法的详细说明。在海军部的建议和柏林的施托希男爵（Baron Storsch of Berlin）的劝说下，库克还带上了 30 加仑的胡萝卜果酱。"在水中掺入 1 勺果酱，"施托希写道，"时不时饮用一下即可预防坏血病，如能连续饮用，它甚至能治愈这种病。"这次航行中还有个新物件，那是一台来自约瑟夫·普里斯特利

（Joseph Priestley）[1] 的机器，用于制备"充盈着固定气体的水"。这迎合了发酵理论新发展出的一个变种，它认为苏打水净化体内污浊空气的能力强于麦芽汁，因而前者是一种更具潜力的抗坏血病物质。所幸，这是个短命的理论。只要能挽救手下的生命，哪怕再荒谬的治疗手段，库克都愿意一试。

库克提前购置了两艘船，分别是决心号（*Resolution*）和探险号（*Adventure*）。它们都是惠特比运煤船，也都装备了各种现代化便利设施，包括一种新式经度计算装置和哈里森精密航海计时器。探险号的指挥官是新晋海军上尉菲尔诺（Tobias Furneaux），1766年他曾与华莱士共赴南太平洋。1772年7月，两艘船意气风发地起航了。3个月后，它们抵达非洲南端的好望角。水手登岸收集植物和淡水，为直奔南极洲做准备。与此同时，两艘荷属东印度的船慢吞吞地开进港口，离开荷兰4个月以来，船上已经因坏血病折损了150人。

1772年11月22日，决心号和探险号升起风帆向南开进，时值南半球的初夏。起初，他们在寻找南方大陆的一个突出部，此地是法国水手让·布韦·德·洛齐耶（Jean Bouvet de Lozier）于1739年报告的。洛齐耶将这个海岬命名为割礼角（Cape Circumcision），他

---

[1]　约瑟夫·普里斯特利（1733—1804年），英国化学家，发现了氧气。

声称自己从非洲以南雾气弥漫的海上，清楚地看见了冰雪覆盖的群山。然而，正当库克的船在时而波涛汹涌、时而风平浪静的海面上闪转腾挪之时，它们被"一片无边无际的冰原"挡住了去路。两艘船沿着隆隆作响的冰墙转向东方，沿途风景愈发引人入胜。水面被薄雾笼罩，有时云开雾散，远方的岛屿和鬼斧神工的浮冰城堡就会显现出来。雾气仿佛吞噬了一切声音，不过，他们有时候会被远处鲸鱼的喷水声或头顶上空杓鹬的鸣叫声吓一跳。

库克写道："终年寒冷是这片土地的天性，这儿永远都感觉不到阳光的温热；它恐怖而凶残的一面简直难以用语言形容——这就是我们所发现的土地。"在继续围绕极地航行的途中，两艘船在浓雾和汹涌的大海中失散了，它们谁也不知道对方去了哪里，直到3个月后的1773年5月19日，才在新西兰的夏洛特皇后湾（Queen Charlotte Sound）会合。

失散的几个月里，两艘船各自在荒无人烟的冰天雪地里前进。经过117天的连续航行，库克和决心号抵达新西兰，他欣喜地指出："在南半球的高纬海洋上航行了这么久，我想我们肯定有许多人要患上坏血病了，然而事实恰恰相反。"只有一名水手患病，而且库克提到，甚至这名水手的病也"主要归咎于他低下的体质和其他疾病的并发症"。不过，为做到万无一失，库克还下令酿造了云杉啤酒，这是林德在《论坏血病》初版中介绍过的一种饮料。在拉布拉多

（Labrador）贫瘠的海岸上，它似乎受到了美洲原住民的狂热追捧。库克的原料，是"一种很像美洲黑云杉的树上的叶子和枝杈"。然而在另一边，探险号遭遇了不测风云。许多人被坏血病折腾得气力全无，好在抵达新西兰以后有新鲜蔬菜可吃，他们不久就康复了。

补充物资和淡水之后，两艘船起航前往塔希提岛和社会群岛过冬。在两周的航行中，探险号再次有船员罹患坏血病。库克"前往探险号上查看船员情况时，才得知船上的厨师已经死亡，还有大约 20 人遭受侵袭"。"我很费解，"他坦陈，"为什么一艘船上的坏血病会比另一艘船上的更猖獗，除非在抵达新西兰时，探险号上的坏血病就已比我们的严重，而它的船员在夏洛特皇后湾期间吃菜太少或完全没吃。在某种程度上，蔬菜对他们来说是一种新饮食，仅凭这点就足以让海员对它说不。"发生这种情况，要么是探险号的船长菲尔诺没有像库克那样坚持不懈地监督水手的饮食，要么是他的交际手腕不够高明，没能让水手认识到新鲜食物和抗坏血病物质的益处。

1773 年 7 月，库克向菲尔诺下了死命令，要求他执行自己的防治措施并变更船员的饮食。"要想向海员引进任何新食品，"库克写道，"要想让他们永远因此受益，就需要指挥官以身作则、树立权威，两者缺一不可，否则还没等人们意识到它的优点，它就被弃置一旁了……船上的人几乎无不认为，多亏在新西兰准备的啤酒和蔬菜派上了用场，我们才能幸免于坏血病的袭击。"在菲尔诺因漠视水手健康受到告诫之后，探险号的坏血病问题也得到了缓解。

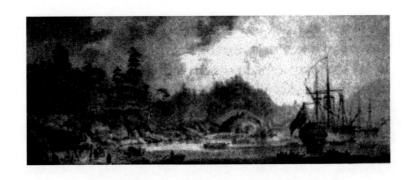

库克船队停泊在温哥华岛的努特卡湾（Nootka Sound），

这是一幅同时期的版画。库克频繁地下令登陆，

以便为船员采集可供食用的新鲜植物

之后的几年里，库克将新西兰和塔希提岛作为大本营，在南极洲与南太平洋上往返穿梭，寻找着神秘的南方大陆。对于坏血病，库克一直保持着警惕，他坚持着不时停船以寻找新鲜食物的做法，同时促使军医定期检查所有抗坏血病物质的储备，并将其维持在较高水平。他不在乎为他们带来健康的是什么，只要手下人能各尽其职就万事大吉了。1774 年中，库克在日记里写道："不论如何我得高兴地承认，在我们抵达这里（马克萨斯群岛，Marquesas Islands）时，很难讲船上还有什么病号，当然也不排除两三个人抱有小恙。

很显然，这要归功于我们船上大量的抗坏血病物资，以及军医的精心照护和高度重视。他们细致入微，能够及时地运用这些物资。"

1775 年 7 月，库克凯旋，此时他已在地球遥远的另一头连续探险 7 个年头了，而且没有因坏血病损失一兵一卒。他成了享誉欧洲的名人。乔治三世向他颁授了皇家纹章，他被提拔为上校舰长，造访了大科学家和海军部高官们的宅邸，还被选为皇家学会会员。库克向学术团体发表演说，介绍了自己在科学和航海方面的观察所得，他已经在考虑告别航海生活了。凭借个人非凡的才能和坚定的意志，英国固化板结的阶级制度没能埋没他，但头顶的桂冠并不能让他满足。

当海军部询问 48 岁的库克能否为一次备受瞩目的任务推荐合适的船长时，他立即把格林尼治医院负责人这个收入颇丰的退休任命推辞掉了，并请缨出航。此次航行将前往北美最人迹罕至的地区之一——阿尼安海峡（The Strait of Anian），也就是西北航道。终结有关阿尼安海峡的谣言，将是他璀璨生涯的顶峰和毋庸置疑的光辉成就，让他毫无争议地成为那个时代最伟大的海军船长。

传说中的阿尼安海峡是一条难以接近的航道，英国海军部有许多人认为它是制霸全球海洋的锁钥（因为它能为前往太平洋和东方提供一条更短的北方航线）。这条神秘的海峡位置不明，当时对密西西比河及五大湖以西地理情况的了解就算有，也是模糊不清的，有时几乎就是缺乏依据又盲目乐观的臆测。这一次，库克又要扬帆远航，为一些不存在的东西寻找证据。法国人绘制的海图显示，现在的美国西部肯定是一片巨大的内陆海。早在两个世纪前，古代水手胡安·德富卡（Juan de Fuca）就声称为西班牙开辟了这条通往大西洋的航道。而当时最新的俄国海图则将阿拉斯加描绘成了一个岛，还清楚地标示了从太平洋通往"敞开的"极地海洋的入口。如果能破解这个困扰制图员和探险家长达几个世纪的地理大悬案，库克将获得极大的满足感。许多人认为，库克就是 18 世纪欧洲智识进步和科学成就的典范。全英国的水手和军官都知道，与库克一起出海更容易生还和成名，于是争相申请到他的船上工作，甚至来自欧洲其他国家的水手也不例外。为了筹备下一次航行，他再次忙碌起来，回国还不到一年就又要离开了。

不论在库克的前两次远洋航行期间，还是结束之后，坏血病仍在其他海军舰船上持续杀伤。然而，即使最愚钝的海军官员也能清楚地看到，库克在 7 年的航海中应用的举措让水手摆脱了这个令人闻风丧胆的海上灾星。如果他的成功可以复制，将是对皇家海军的极大利好。坏血病仍被视为一种疾病（有着与其他疾病相似的症状），同时它的"疗法"必须价格低廉、容易获得——海军部想要的，是一个能关照到普通水手生命价值的方案。如果一艘船的船员身体健康、斗志昂扬，而另一艘船的船员体力不支、萎靡懈怠，那

前者显然比后者更能胜任任务。可是，延续几个世纪的僵化传统和
故步自封的官僚作风给变革造成了巨大的阻碍。

A

# VOYAGE

## TO THE

# PACIFIC OCEAN.

UNDERTAKEN,

BY THE COMMAND OF HIS MAJESTY,

FOR MAKING

Discoveries in the Northern Hemisphere.

TO DETERMINE

The Position and Extent of the West Side of North America;
its Distance from Asia; and the Practicability of a
Northern Passage to Europe.

PERFORMED UNDER THE DIRECTION OF

Captains COOK, CLERKE, and GORE,

In his Majesty's Ships the RESOLUTION and DISCOVERY.

In the Years 1776, 1777, 1778, 1779, and 1780.

IN THREE VOLUMES.

VOL. I. and II. written by Captain JAMES COOK, F.R.S.
VOL. III. by Captain JAMES KING, LL.D. and F.R.S.

Illustrated with Maps and Charts, from the Original Drawings made by Lieut. Henry Roberts,
under the Direction of Captain Cook; and with a great Variety of Portraits of Persons, Views
of Places, and Historical Representations of Remarkable Incidents, drawn by Mr.
Webber during the Voyage, and engraved by the most eminent Artists.

Published by Order of the Lords Commissioners of the Admiralty.

VOL. II.

LONDON:

PRINTED BY W. AND A. STRAHAN:

FOR G. NICOL, BOOKSELLER TO HIS MAJESTY, IN THE STRAND,
AND T. CADELL, IN THE STRAND.

MDCCLXXXIV.

库克《太平洋航海记》（*A Voyage to the Pacific Ocean*）第一版封面

到底需要怎样做才能彻底消灭坏血病，仍存争议。库克两次航海的医疗报告含混不清，且存在相互矛盾之处，留下了巨大的解读空间。第一次航行结束后，库克和他的军医威廉·佩里（William Perry）既赞赏了柑橘浓缩果汁的抗坏血病价值，也肯定了麦芽汁，可他们同时又表示两者都没有任何作用。佩里的报告中有一段陈述称，由于柑橘浓缩果汁收效不错，对麦芽汁的测试"几乎完全搁置了"。接下来他写道："对浓缩果汁的测试取得了圆满成果。"但是，佩里又声称他们经常饮用麦芽汁，他总结道："从我亲眼所见的麦芽汁表现，以及麦芽汁的作用机制和麦克布赖德先生的推理来看，我会毫不迟疑地宣布，即使没有把浓缩橙汁和柠檬汁排除在外，据我所知麦芽也是最好的药物。"

库克第一次航海中的那位植物学家和医生、后来接替约翰·普林格尔爵士出任皇家学会主席的约瑟夫·班克斯爵士，也写下了颇具启发性的日记。遗憾的是，他的日记一个多世纪以来都不曾出版，导致有价值的公共话语信息被排除在围绕坏血病的争论之外。在日记中，班克斯报告称虽然自己每天晚上都要喝"1品脱或更多"的麦芽汁，但坏血病还是找上门了。"接着，我转向了柠檬汁……"他写道，"我喝的每一种酒都加入了柠檬汁，这样一来，我每天喝的柠檬汁有将近6盎司；这样做效果惊人，不出一周，我的牙龈就像以前一样坚固了。"像麦芽汁这种珍贵的万灵药，海军部仅仅向班克斯提供了 24 品脱（以及少量的浓缩果汁），所以面向船员的普遍分发并没有实现，而只是在极端情况下进行了小剂量的配给，也许班克斯把它们都留给自己和军官了。班克斯的报告反映了他对麦芽的怀疑，更能说明问题的是，在坏血病真来叩门的时候，他所做的第一件事就是找到柠檬汁和浓缩果汁。难道库克对此毫无察觉吗？他们两人关系不错，还在一艘不足 30 英尺宽、100 英尺长的船上共事了近 3 年。作为一名重视船员健康的船长，他肯定与船上的博物学家谈过他们的健康状况，甚至谈论过班克斯本人的健康问题。

然而，班克斯后来又在日记中记载，麦芽汁作为一种坏血病药物收效显著。"通过食用这种半干半稀的饮品，我收获了巨大好处，"他猜测，"要么就是我以为自己收获了巨大的好处。"然后，他解释了自己认为麦芽汁可能具有抗坏血病效果的理由："就我而言，我倾向于认为发酵赋予麦芽汁的保健特性，至少能在某种程度上被传递给小麦；当这种特性充满小麦的每个颗粒，麦芽汁就能获得与新鲜蔬菜相似的优良属性，而后者是已知对海洋坏血病的预防效果最好的东西。"班克斯显然读过麦克布赖德的《实验论集》，并对麦芽汁的抗坏血病性质形成了不大确切的认同，因为这在理论上说得通。尽管在早些时候，他还表示就在自己每天饮用麦芽汁的同时，坏血病依旧悄无声息地到来了。看来，在抵御时髦理论的潜在诱惑方面，班克斯并没有比别人强多少。

1775 年第二次出航结束时，库克也没弄清楚哪种抗坏血病物质是最有效的。在库克和他的军医看来，苏打水和萨露普汤全然无效。至于胡萝卜果酱，他们压根就没有尝试过。库克认为便携汤料"极为有益"，因为厨师能在汤里添加新鲜蔬菜，如果不这样做，他的手下是断然不会吃菜的。库克还觉得水手饮食中的"油"是坏血病的元凶，于是建议彻底禁绝黄油和奶酪。退一万步讲，他指出，"船上起码就没有腐烂的奶酪散发出的难闻气味了"。

在一段时间里，他宣称麦芽汁"无疑是现已发现可用于海洋坏血病防治的最佳药物之一；我确信，若能及时使用它，并对其他抗坏血病措施予以合理的关注，将能在相当长的时间内抑制住坏血病的蔓延。但是，我并不完全相信麦芽汁能在海上治愈坏血病。我们已经断供很久了，却没有遭遇匮乏的困扰，这可能是因为我们还拥有其他抗坏血病物质"。海军史学家劳埃德（Lloyd）和库尔特（Coulter）在《医学与海军》（*Medicine and the Navy*）一书中指出，上面的最后一句话在库克的报告定稿中被略去了。这样一来，他那犹豫不决、有所保留的背书对麦芽汁可能的负面影响就被弱化了。当库克的一名上尉告诉他，尽管船员每天坚持饮用麦芽汁，但还是有人患上坏血病时，他在日记中写道："有必要检查军医的日志，了解这些坏血病患者饮用麦芽汁的时间和多寡；如果使用麦芽汁的方式是恰当的，那我们就有证据证明，仅凭这一样东西无法治愈或预防海洋坏血病。"不知为何，对军医日志的检查要么从来没有实施过，要么就是检查了却从未被提起过。

关于柑橘汁及浓缩果汁在第二次航海中发挥的效果，库克说的不多，但非常清楚。他宣称："军医在诸多病例中利用了它，并大获成功。"可是，军医詹姆斯·帕滕（James Patten）却没有提及自己曾在航行途中测试过柑橘汁或浓缩果汁的效果。而且，帕滕在自己的正式报告中将麦芽汁奉为"迄今为止医治海洋坏血病的最佳药物……从我所观察到的麦芽汁的表现来看，我十分确信，如能再辅以便携汤料、德式酸菜、糖、西米和醋栗，即使在最漫长的航程中，坏血病也很难或干脆不会再拉响引人恐慌的警报了"。可见，关于浓缩果汁和麦芽汁的证据和观念是异常混乱、相互矛盾的。

最有效的抗坏血病物质究竟是什么，库克只能提出含混、缺乏专业性的见解，因为他忙于完成探险，没有时间像林德那样开展对照实验。他的首要目标是地理发现，坏血病的预防只是个插曲，尽管事实证明了它的重要性。库克和其他人进行的不同实验持续反馈着互相冲突的结论，因为这些实验本身未能实现标准化，实施者也没有投入足够的热情。不过，詹姆斯·库克作为一名履历丰富的老船长，拿过的最重要奖项是皇家学会的克普利金质奖章，他获奖的原因不是地理发现或军事胜利，而是医学上的成就，这传递了一个恰到好处的信号。

从浩瀚无垠的南太平洋归来还不到一年，1776 年 7 月 4 日，也就是北美的 13 个殖民地正式宣布脱离英国独立的两天之后，库克扬帆起航，开始了他的最后一次探索之旅。这一次，他要深入美洲大陆神秘莫测的腹地。由于此次航行的科学意义和库克的国际影响，本杰明·富兰克林（Benjamin Franklin）请求美国私掠船不要阻拦库克的船只，法国政府后来也允许它们自由通行。决心号和小一些的发现号（Discovery）搭载着 191 名水手，沿朴次茅斯的海湾航行到大西洋。环绕地球航行占据了它们 3/4 的路程。（向南绕过非洲，迂回穿过印度洋，接近 1777 年年底时抵达塔希提岛停留，然后首次在夏威夷登陆。）1778 年 3 月 7 日，它们接近俄勒冈雾气弥漫的海岸，接着沿北美西海岸继续向北前往白令海峡。尽管在海上停留了好几个月，但没人遭受过重度坏血病的困扰。

1778 年秋季，两艘船逃脱北极的狂风和冰天雪地，全速驶向气候温和的夏威夷，水手们在那里痛饮着、狂欢着，度过了一个闲适的冬天。不过，库克发誓要趁开春之际作最后一次挣扎，重返寒冷刺骨的白令海峡。然而事与愿违，在第三次航行期间，库克一直有疲惫倦怠的迹象。他不时被疾病击倒，脾气也反复无常。在以往能保持冷静的场合，他会大发雷霆。他对自己的船员和太平洋岛屿上的原住民的暴虐简直不可理喻，完全是一个邪恶凶残或薄情寡义之人的行径。鞭笞船员的情况是他此前航行的两倍之多，在一名塔希提的岛民盗窃了几只羊后，库克下令剃掉此人的头发并割掉他的耳朵。

　　领导这样一场条件艰苦、人见人畏的远航本就压力巨大，外界期望又随着库克的名声一路攀升，这些正在反噬着探险队。决心号的状况也十分糟糕——船体发生漏水，设施频繁故障，这是英国劣质工艺的恶果——有一次，库克在甲板上气得直跺脚，公然大声咒骂海军委员会。心烦意乱、形单影只、疏远船员的库克一连数年都没有可以吐露心声的人，这位举世闻名、令人畏惧的船长开始崩溃，丧失了自己优秀的判断力。对于库克反复无常的行为，历史学家提出了几种不同的可能，包括鸦片成瘾、神经疼痛，以及肠道寄生虫病造成的维生素 B 缺乏症（会导致沮丧、倦怠、缺乏意志力和易怒等症状）。不论原因是什么，它都直接造成了 1779 年 2 月 14 日在夏威夷凯阿拉凯夸湾（Keala Kekua Bay）上演的一系列灾难性和悲剧性事件。

　　在凯阿拉凯夸湾停留近 1 个月后，两艘船离开了。但由于决心号又需要维修，它们没过几天就回到了海湾。起初，岛民对欧洲人奉若神明，慷慨招待他们，可是情况发生了变化。款待几百名客人的负担激怒了他们，得知两艘船又回到海湾下锚之后，他们表现出了慌张。2 月 14 日，历经一系列偷盗事件和一些愤怒的辱骂之后，一觉醒来的库克发现船上最大的一艘小艇不见了。他怒气冲天，下令用大炮炸毁海湾里所有的原住民独木舟。随后，他匆忙抽调 10 名陆战队员组成一支小队，派两艘载有武装水手的小艇靠近海岸，并俘虏了一名酋长，想以他为要挟索回被盗的小艇。数千名岛民在海滩上聚集起来，于是察觉到危险的库克释放了被俘的酋长，并带着陆战队退回了岸边。

正当他们向小艇撤退时，一名岛民抽出匕首，并做了个向库克的后背投掷石头的动作。库克转身开枪，并命令手下"登船"。人群朝前方冲过去，陆战队一齐向他们射击，在接下来的混战中，库克被刺中，随即倒在海浪之中。在冲突中，4 名陆战队员丧失，多人重伤，另有 17 名岛民伤亡。眼见船长遇害，船员惊慌失措、士气大伤，他们连忙跳上小艇，逃回在海湾停泊的船只。同时，当地人肢解了库克的遗体，将其劈成碎片并带进了丛林。几天后，一名夏威夷祭司给一艘船带去了一条血淋淋的大腿和一只装有其他遗骸的袋子，里面有双手和一块头皮，经辨认正是库克的。没有库克严厉约束的英国水手继续着残酷血腥的报复，他们射杀岛民并焚毁他们的村庄。在决心号和发现号最终离去之前，又有几十人被杀。

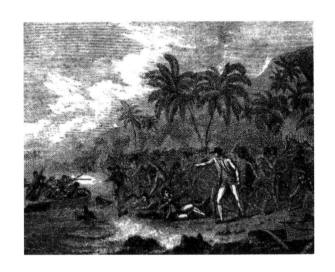

在第三次探险航行期间，詹姆斯·库克开始在指挥的重负下崩溃。
这幅 19 世纪的画作描绘了 1779 年 2 月 14 日，他在凯阿拉凯夸湾被一群
愤怒的夏威夷岛民袭击并杀害的场景。他被肢解后的部分遗体
随后被归还给士气低落的船员

　　一个星期后，库克残缺不全的遗体被庄重地从决心号上投入无垠的大海。在某种程度上，大海对库克来说是个合适的归宿。尽管他被指挥的重压拖垮了，可他投入大半生时间致力于船员的健康和福祉，挑战了航海技术的极限，并且从根本上改变了人们对世界的地理学认识。他的副官詹姆斯·克拉克（James Clerke）被迫接管了这支不走运的探险队，然而没了库克的领导，军官已经丧失了继

续探险的愿望。次年春天，他们装腔作势地向北行进了一段时间之后，就扭头踏上了归途。克拉克延续了库克的抗坏血病措施，因此在返程的近两年时间里，没有一名水手死于坏血病。

库克赢得了与坏血病之间的较量，然而没人知道他到底是怎么做到的。但是，在可怕的浩劫中，疑团已经拨云见日——坏血病的确可以治愈，而且几乎可以肯定，治愈的方法就是在水手的膳食中增加某些特定的食品。可是，当库克于 1776 年夏天第三次出海时，针对抗坏血病物质进行实验和讨论的机会之窗很快就被关上了。随着美国独立战争的打响，皇家海军又一次踏上艰苦的征途，为招募成千上万的新兵忙得焦头烂额，哈斯勒医院也再次被伤病员和罹患坏血病的水手塞得满满当当。当库克的死讯传回英国时，这个国家正忙于应付一场你死我活的海战。

虽然库克在防治远海坏血病上取得了空前成功，但海军甚至都捉摸不透他为何能做到这一切，而更多的舰船在离港时依旧前途未卜。战争的爆发让坏血病研究变得不那么重要了。讽刺的是，在海军接到战斗召唤的同时，人们对于阻击坏血病的兴趣也陷入低谷，取而代之的是备战过程中千头万绪的后勤事务。坏血病问题本该是首要关切的，然而不知为什么，它被视为无关紧要之事而搁置一旁。海军部的头等大事成了战争，它无暇将实验继续下去了。便携汤料、德式酸菜和麦芽汁似乎最能在皇家学会赢得库克和普林格尔的垂青，于是它们成了皇家海军舰艇上标准的抗坏血病措施。

　　1780 年，美国独立战争已经打了近 5 个年头，一名 31 岁的男子正随一艘英国军舰完成自己的首次出海，此人注定将对全球事务产生深远的影响。他不是军医或水手，而是一名贵族医生（Aristo-cratic physician）。他将在林德和库克停下的地方，重新在坏血病的一团乱麻中理出头绪。

第八章

大人物：吉尔伯特·布兰与西印度舰队

　　到 1780 年，英国及皇家海军在美国独立战争中的预势越来越明显。之前的几年里，新生的美国已经巩固了与法国（1778 年）和西班牙（1779 年）的同盟关系，这些国家希望通过支持来自英国殖民地的反抗，来阻止英国的全球扩张并维持欧洲的力量平衡。这个同盟事实上为北美殖民地提供了一支海军，对于英国来说，战局急转直下。

　　几千名揭竿而起的殖民地居民引发了一场国际冲突，还可能招致来自欧洲大陆的入侵。为了应对新挑战，皇家海军被迫急速扩充。到 1783 年战争结束时，皇家海军的规模已经从 1774 年的 103 艘舰艇和 17731 人扩张到 430 艘舰艇和 107446 人。在短短几年里，皇家海军招募并训练了约 9 万名水手，建造了供他们出海的舰艇，还重新组织了海军的食品和物资供应，并加大了供应量，这是一项不容小觑的成就。许多人被强征，兵员素质和健康状况十分堪忧，而海军部几乎没有为改善他们的给养和生活条件付出任何行动。

　　状况最差的是海峡舰队。战争的最后几年里，坏血病和斑疹伤寒在它的舰船上泛滥成灾。劳埃德和库尔特在他们视野开阔的著作《医学与海军》中对海峡舰队在战争期间疾病肆虐、萎靡不振的状态进行了细致描述，他们还专门利用了海军舰长的报告。1778 年，沃尔辛厄姆（Walsingham）舰长写道："我从之前那艘船上得到的人手老的老、小的小，后一艘船将为我提供 50 人，可这一艘才给了我 25 人。其余的人要么做了俘虏，要么因坏血病而灰飞烟灭，我实实在在得到的人也被坏血病折腾得够呛，他们中的大多数人自从上了船就一直在病号名单上。"汤普森（Thompsom）舰长在同一年写道："我的军舰上满是伤残人员，还有尚未痊愈就被医院撵出来的可怜虫，总之没一个海员。然而，我接到命令须要立即开赴西印度群岛。"1781 年，达比（Danby）上将在写给海军部官员的信中表示："坏血病掀起了惊涛骇浪，许多舰艇仅能在海上短暂停留，如果它们长时间在海上游弋，就会因无人可用而惨遭弃船。"

1779 年 8 月，海峡舰队的衰颓险些让英国付出了丧失主权的代价。皇家海军的兵力过于分散，导致海峡舰队难以招架来自普利茅斯外海的法国和西班牙联合舰队。千钧一发之际，是坏血病让英国免遭入侵。西班牙舰艇与法军的会师延误了 7 周，它们来到英吉利海峡的时候，已有 2/3 的法国船员患上坏血病。原计划入侵英国的舰队连忙折回港口，法国有史以来打过英吉利海峡的最好机会就这样葬送了。劳埃德和库尔特写道："据说被抛下海的死者太多，害得普利茅斯的居民一个多月不敢吃鱼。"

1780 年 8 月 19 日，在英国南部、东部海岸和比斯开湾（Bay of Biscay）波浪起伏的海域完成短途巡航之后，海峡舰队载着一大批病恹恹的水手回来了。虽然舰队在此次例行巡航期间并没有特别远离过陆地，但它在海上逗留了 10 个星期，有 2400 名水手因坏血病倒下，这是整支舰队 1/7 的兵员。舰队司令吉尔里（Geary）上将别无选择，他不顾海军部要求他们留在海上的命令，开赴哈斯勒医院救治水手。"大量的病人，"一位观察人士写道，"尤其是坏血病患者，让他必须返航。"水手的病情迅速恶化，舰队不能再在海上耽误时间了，否则将面临惨重的伤亡。

令人难以置信的是，除了偶尔有一艘舰船遇上开明的舰长和博学的军医，坏血病在海军中的暴虐与过去的一个世纪别无二致。在近 10 年的航海生涯中，库克不是已经证明过坏血病可被长期抑制了吗？

坏血病问题阴魂不散，部分是因为库克推行的卫生和膳食习惯未必能在皇家海军舰艇上得到同等贯彻。库克的远洋航行是为了科学与探险，而非出于军事目的，他的目标迥然不同。军事行动的性质要求军舰不能在需要抗坏血病食品的时候随时靠岸；它可能在等候战机，或正在参与对港口的严密封锁，此时它距离陆地不远，却无法补充淡水或其他物资。虽说库克的远洋航行在医学上取得的成功被奉为一项难以被海军复制的成就，但事实上，海军的麻烦不仅应归咎于战时的大型舰队造成的独特而非自然的航行条件，持续使用无效的抗坏血病药物也是同样重要的原因。海军部认为，向所有海军舰艇分发便携汤料、德式酸菜和麦芽汁就是现有最强力、最有效的抗坏血病措施。诡异的是，库克本人和约翰·普林格尔爵士至少应对海军部长期使用无效药物负有部分责任。

正如我们所见，库克的抗坏血病实验得出的所有医学结论的基础，都是他和他的军医在前两次航海之后所做的为数不多的陈述，它们模棱两可、自相矛盾。海军部基于这些局限性极强的陈词，形成了官方的抗坏血病政策。尽管库克都不大确定他使用过的哪种食品效果最好，可普林格尔却认为库克的记载能确凿地证明，麦克布赖德的麦芽汁正是海军苦苦寻找的抗坏血病神药。尽管普林格尔坚持不懈地倡导军营和医院改善清洁和通风条件，对 18 世纪医学作出了巨大贡献，但他关于坏血病的病因和疗法的观点却既可疑又缺乏依据，或许还是自私自利的。事后来看，普林格尔为了支持麦芽汁，似乎曲解了库克的记录。库克于 1776 年获颁克普利金质奖章时，普林格尔曾在皇家学会发表演讲（库克本人太忙，没有出席）。他在演讲中有所选择地展示了库克日记中的材料，佐证了他个人对麦芽汁的好感，并将有关柑橘浓缩果汁益处的记载一笔带过——库克从未亲自表明过这一立场。"在固定气体延缓腐败的能力为人所知以前，"他在演讲中宣称，"水果、蔬菜和发酵酒的功效被归因于它们成分中的酸性物质。"尽管越来越多的证据显示，麦克布赖德的麦芽汁充当抗坏血病药物的理论基础存在瑕疵，但普林格尔还是对它深信不疑。其他医生报告称，他们无法重复麦克布赖德阻止肉类腐败的实验。林德则在《论坏血病》第三版中表示，他不再认为坏血病是一种腐败病，也从来没有在日常接受他医治的数千名哈斯勒医院坏血病患者中发现腐败迹象。

然而，普林格尔把固定气体阻止腐败的理论臆想成了想当然的事实，他据此总结称麦芽汁就是最有效的抗坏血病物质，因为它能释放人体供应的固定气体。接着，他大胆宣称库克的军医发现柑橘浓缩果汁"毫无益处，认为在这上面浪费时间是不可取的，开始仅仅利用麦芽汁治疗坏血病，并对它的效果十分肯定"。他本人及麦克布赖德都曾公开发表过发酵能抵御腐败的研究，上述说法恰巧与他们的研究高度吻合，这一说法如果能被接受，他就能逃过自己的理论在多年后惨遭证伪的尴尬。或许，普林格尔对那些在自己年轻时看起来很有市场的观点过于执着了，因而对麦芽汁并非坏血病良药的可能性坐视不理。或许他为自己笃信并支持过一个在科学上站不住脚的理论而备感尴尬，试图掩饰它的缺陷，以挽回自己的脸面。又或许普林格尔就是厌恶林德，这种执拗使他坚决不愿考虑柑橘浓缩果汁。

普林格尔对柑橘汁的偏见可能源于浓缩果汁效果的前后不一，但这也与他和医生查尔斯·比塞特的友谊存在联系，后者曾在18世纪50年代直接反驳了林德关于新鲜果蔬对坏血病疗效显著的说法。普林格尔可能因为比塞特而出现摇摆，于是不再对林德的建议持开放态度，并转向与他自己早年的研究更相契合的坏血病疗法。多年之前，普林格尔在卡洛登战役中担任坎伯兰（Cumberland）公爵的医疗顾问。在 1746 年的这场战役中，詹姆斯党被打败。作为汉诺威王朝的忠实拥护者，普林格尔可能像比塞特一样，对于在他看来支持过詹姆斯党的人存有根深蒂固的厌恶，其中就包括林德。普林格尔也有执拗的一面：1770 年，他年轻的朋友威廉·斯塔克（William Stark）死于自行诱发的坏血病，而他袖手旁观，拒绝建议朋友食用新鲜蔬菜或饮用果汁。不论如何，普林格尔都笃定麦芽汁是最有效的抗坏血病物质，尽管关于其价值的报告自相抵牾。

作为皇家学会会长，普林格尔颇具影响力。此外，海军部可能出于其他政策因素而带有选择性地看到，或故意忽视某些事实。抗坏血病实验已经持续近 15 年，先是拜伦、沃利斯，最后是声名远播的库克，海军部热切期望这一问题能得到解决。由于推行不便、成本高昂，林德的浓缩果汁和其他烦琐又恼人的卫生措施无人问津。而麦克布赖德的麦芽汁，看起来是一种近乎零成本的神药。费用绝对是个不容忽视的问题。在第三次出海以前，库克自己似乎也被普林格尔说服了，他也认为柑橘浓缩果汁费用太高，因而难堪大用。"我完全认同您的观点，"他在写给普林格尔的回信中表示，"用柠檬和橙子制作的浓缩果汁价格高企，不利于大批量供应。尽管浓缩果汁可能有其他好处，但我个人并不看好它，因而也不觉得它是必不可少的物资。"

从库克有所取舍的医学报告来看，他与普林格尔似乎达成了共识——一方是名满天下的老船长，为击败坏血病鞠躬尽瘁；另一方，则是这个国家顶尖科学团体的首脑。当然，库克并没有鲁莽地明示自己是否认可麦芽汁的效果——看起来，他在近乎故意地含糊其词，刻意回避确切的结论。库克已经难以弄清楚自己在航海中利用过的各种抗坏血病药物的确切效果了，在这种情况下，他何必反对这个国家的科学领袖呢？这样做不会给他带来任何好处，而且他没有接受过正规的医学或科学训练，就算他不同意普林格尔的观点，反驳起来都不够资格。一种完全有可能的解释是，库克含混地写下麦芽汁的益处，是因为他的支持者和赞助人认为麦芽汁有用，而他不想开罪这么一个强势又武断的人。也许库克觉得这样做是轻率无礼的，抑或可能有损于自己的职业生涯——以他的出身，能跃升到现在的位置已经非常少见。海军部想必也向他施加了微妙的压力，要他为麦芽汁而非其他方案背书（在第一次出航的命令中，海军部专门以书面形式向库克表达了对麦芽汁的好评）。又或许，库克只是比较圆滑，若非在夏威夷丧生，他就能澄清自己的立场。历史记载没有提供答案，我们大概永远也无法得知了。

不论如何，麦芽汁作为抗坏血病药物在表面上取得的成功，妨碍了医生和海军部去关注真正有效的疗法。1786 年，一位商船船长出于责任感致信海军部，表示自己发现法国白兰地掺柠檬汁能稳定地治愈坏血病。伤病委员会复信称："已有数艘在不同时期进行环球航行的舰船，针对柠檬中防治坏血病的酸性物质的效果做过实验，这些舰船上的军医均认为，柠檬和橙子的浓缩果汁对于预防或治疗该病没有作用。"在其他条件一样的情况下，麦芽汁与其他潜在的抗坏血病药物比起来，最大的优势是价格低廉、容易制作，而且能长期贮存。然而，海军部将麦芽汁列为官方指定药方，比什么都不做还要糟糕，因为这样做浪费了宝贵的时间，还给人以虚假的希望。历史学家詹姆斯·瓦特爵士总结称，不论库克对麦芽汁的认可是多么犹疑不决，它都是"一个导致成千上万名海员丧生的灾难性错误"。如果普林格尔为了维护职业自尊或有意装聋作哑，进一步曲解库克支持麦芽汁的记录，并据此协助海军部制定坏血病防治政策，那会有多少人在此后的年头里惨死于坏血病？如果人们很快发现，麦芽汁的神话不过是个幻想，那么世界进程又会有什么不同的走向？

1780 年，当海军上将乔治·罗德尼爵士（George Rodney）升起旗帜，横渡大西洋与西印度舰队会合时，他万万想不到自己的随员里有个人，将在几十年后改革海军的坏血病防治政策，并最终将这个国家从战败的危险中拯救出来。出身名门、风流倜傥的吉尔伯特·布兰没有在海军服役的经历，更没在舰艇上做过军医或军医助手。他是作为上将的私人医生随行的，上一年，他刚刚通过一位也认识罗德尼的熟人谋得这个职位。布兰来自艾尔郡（Ayrshire）一个殷实、体面、有地位的家庭；他曾在爱丁堡大学学习艺术和医学，又在格拉斯哥医学院完成博士的学业。罗德尼知道布兰的出身，也欣赏他随和的个性，不等穿越大西洋就将他提拔为舰队医师，这非但不寻常，而且闻所未闻。对于一个如此年轻且没有海军服役经历的人来说，这可谓平步青云。他甚至位居一些在舰上服役多年的军医之上，这些老资格的军医没有布兰那样的社会地位，也得不到海军上将的注意。在未来，这次任命将产生深远的影响。

布兰大概也意识到，欠缺海军医疗事务的经验对于自己的新岗位来说可不是什么好事。在几周的航行中，布兰专门花时间研读了几本图书和报告，这些将构成他着手研究水手健康问题的基础。虽说布兰得到的任命是"利益"的产物，但他严肃地担负起了自己的新使命。他一直热衷于在上司面前表现自己，也知道最好的机会就是在海外驻扎期间做出一些引人关注的事情。巧合的是，他挑选出来潜心研读的医学书籍，正是詹姆斯·林德撰写的。他还仔细研究了库克的远洋航行留下的医学文献和军医报告。后来他提到，林德和库克留下的资料对于海员的健康来说是无价之宝。布兰可能还读过其他人的手册或集子。的确，考虑到海军部当时对麦芽汁的推

崇，他一定看过麦克布赖德的《实验论集》，但他从来没有提到过
这本书。

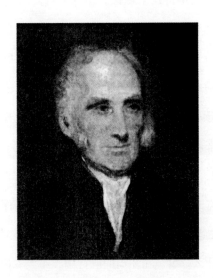

吉尔伯特·布兰爵士（1749—1834 年）肖像。他拼尽全力与政府的
漠视和顽固作斗争，推动柠檬汁进入皇家海军的标准配给，彼时正值皇家
海军被动员起来应对英国国家安全的新威胁——崛起于法国的拿破仑

　　这是布兰晚年的一幅肖像，也是他已知存世的唯一一幅，彰显
了一个社会地位显赫的人拥有的自信心和安全感。他身着黑衣，显
得简朴而庄重。他的前额高耸，棱角分明，梳向两面、略显凌乱的
额发点缀其上；毛发又顺着脸颊生长蔓延，来到他那深陷而又目光

炯炯的双眼下方的下颌上。他紧闭的嘴巴撅了起来，流露出一丝傲慢，高颧骨、鹰钩鼻和轻微凹陷的下巴组成了他坚毅的面孔。他似乎对自己的过往和未来都十分满意；他很清楚自己成就了一番大事业，也收获了应有的荣誉。由于对社会地位比自己低的人显得疏远而冷漠，他被人在背地里叫作"冻疮"。

毫无疑问，当这名年轻稚嫩的贵族从服役多年的海军军医手中接过权力，教他们如何管理船员健康的时候，舰队中是存在嫉妒情绪的。尽管布兰是一位管理能力超群的医生和学者，但是对于在他眼中无关紧要的其他几十名身份低微的军医来说，他是个讨人嫌的家伙。他对自己在社会阶层中的优越地位有着明确的认识，他瞧不起地位不如他的人，又对那些地位更高的人阿谀奉承。他甚至在自己的科学论文中直接点名，好让别人知道他与要人相识。罗德尼上将被他称为"我的朋友和保护人"，并时常因"独有的爱国热忱和忠贞不渝"收获好评。在一篇医学论文中插入自己与其他贵族交好的内容，显得格格不入。"当查尔斯·道格拉斯爵士（Charles Douglas）和我……看到法国旗帜被扯下，"他写道，"狂喜竟让我们不知所措，然后我们投入对方的怀抱，紧紧相拥。"不过，在罗德尼上将毫无保留的支持下，军医不得不遵从布兰的指令。幸运的是，布兰的建议有理有据，而且建立在充分的观察和研究之上。

布兰的工作始于对形势的评估。"我认为，"他写道，"为节约和养护绳索、滑轮、桅杆、火药和武器等各色物资而付出的努力，有其迫切需要，也值得称道。然而，不论这些东西作为战争所必需的武器有多宝贵，人力也无可争议地同样贵重。可是……对无生命的战争物资寄予的迫切感和紧张感，似乎没被投入对人力这一责任分支的研究。"舰队中水手的健康状况一团糟，布兰本能地意识到，这不但可以改善，而且必须改善。唯有如此，舰队的作战潜力才能兑现，在面对优势敌人又孤立无援的情况下才能增加胜算。

西印度群岛驻扎有 21 艘军舰和超过 12000 名水手。在美国独立战争期间，这里是法国、西班牙与英国在海上交锋的主战场。法国与西班牙联合舰队的规模略大于英国舰队，而且英国舰队还要在13 个殖民地的领域内承担支援陆军和封锁更北区域的任务。尽管海峡舰队的缺员情况最严重，坏血病和发热对水手的折磨也到了引人担忧的地步，但西印度群岛的英国水手健康状况之差，也令布兰胆战心惊。

他所做的第一件事是基于林德和库克的建议编写了一本宣讲个人卫生和饮食习惯的小册子，从编纂到发给舰上的全体军医，都是他自掏腰包。他将这本小册子命名为"简述保护海员健康的最有效方法"（*A Short Account of the Most Effectual Means of Preserving the Health of Seamen*），他在小册子中建议改善舰上的环境清洁水平，定期清洗水手的服装和被褥，将患有传染病的水手送往医院，而最重要的，是将柑橘果汁和麦芽汁作为日常膳食的补剂。布兰不偏不倚地发现，库克更喜欢麦芽汁，而林德更倾向于柠檬汁、橙汁及用它们制作的浓缩果汁。所以，他的结论是两者都应该用，以显示自己与政治现实及有影响力的人物很合拍。

为深入了解自己正在处置的问题，布兰开始从整支舰队收集数据。他要求每艘舰艇上的军医都要按月向他报告水手的健康情况，并且要列明"疾病、死亡和舰上其他情况"的细目。海军部得以准确掌握疾病对作战力量的影响和发病率随季节变化的波动情况，这还是破天荒头一次。飓风季来临后，发热患者会增加，而坏血病的发病率会在冬末和早春翻一番，并于 6 月再次回落，因为那时候更容易得到新鲜食物。据布兰报告，舰队水手的疾病死亡率在他赴任时达到令人咋舌的 1/7，死于坏血病的人数比其他所有疾病加起来还多。他在西印度群岛的第一个年头，就目睹了 12019 名水手里的 1518 人死于疾病，而在交战中阵亡的水手只有 60 人。在布兰眼中，如此巨大的人力损失简直难以置信，而这完全是因为水手要依靠"海洋食品"连续过活好几个月而引起的。他还重申了几十年前由林德首先提出的观点。"海上生活一成不变、沉重压抑，"他写道，"容易导致懈怠和忧郁，这会加速坏血病的发展并加剧它的症状。"

在西印度群岛度过 10 个月后，布兰随罗德尼上将短暂地回到了英国。他得出的首要结论是："在保护海员健康和生命方面，我们能做的事要比通常想象中的更多，这不仅关乎人道和责任，也牵涉到利益和政策。"尽管布兰为人有些冷漠，但他绝对尊重普通水手的性命，为了改变他们的命运，他投入了自己在管理和医学上的才能。他还指出，对水手生命的重视不仅源于人道主义关怀，还关系战术上的优势。他提议，人力应被视为一种有限的资源加以管理，而不是被视如来自下层社会的草芥。"在海员的成长中，有一项必要的教育，其关键是从始于人生早期的职业训练中积累惯习；因此，水手人力储备减少或耗尽，是最充盈的公共财政都难以弥补的损失；对于国防而言，如果健壮能干的人手数量不够，金钱也就没有用武之地，这些人才是实在的国家资源和真正的战争中坚力量。"

在国内停留期间，布兰忙着整理一份简短的备忘录，希望向海军部扼要介绍关于改善水手健康状况的理由和论据。他在备忘录中指出："坏血病是打击海员的主要疾病之一，蔬菜和水果，特别是橙子、柠檬或酸橙，绝对可以预防或治愈该病……我确信，照此方案供应水果和蔬菜能救下的人，要比强征署付出双倍的金钱和工夫找来的人还要多……或许，每50只橙子或柠檬就可被视为舰队的一个帮手，因为一个人的健康乃至生命将因此得到拯救。"然而，海军部拒绝了将柑橘浓缩果汁列为正式补给的请求，宣称一名军医已在库克的第二次航海中证明这个法子没有效果，而且就算有效也太贵了。麦芽汁是海军部提供给布兰的主要抗坏血病药物之一，关于麦芽汁他写道："它的效力不值一提，一些军医并不觉得它有效。"私底下，他不再使用麦芽汁了。

就像林德在多部著作中所阐述的，布兰也坚决主张改善海军卫生条件，他平铺直叙地评论道："拥挤、污秽和各种疾病的共同影响是医院内出现死亡的重要原因。"布兰的社会地位让他能够直截了当、清楚明确地表达自己的观点，而不必担心影响。"我想再次提醒您，"他劝说道，"12109 名水手，刨去 350 名伤残者，有 1518人在 1 年内死于疾病，如此浪费英国海员的生命值得警惕，这个人数相当于 3 艘战列舰的人员配备。"虽然他对补充新鲜食物及柠檬的论述和改善舰上卫生条件的建议颇具说服力，但并没有打动海军部的大臣。他们的心思全在战事上面，根本顾不上饮食、健康和卫生条件，也没有针对布兰的备忘录去调整任何官方政策。

海军部拒绝考虑在皇家海军全面推行布兰的建议，然而有罗德尼上将的支持和推动，布兰还是得以在西印度舰队实践自己的想法。罗德尼信任布兰，敬他为自己的同僚并平等相待，没有把他当作身份低微的海军军医而冷眼相看。布兰有十足的把握得到罗德尼的支持，他会在晚餐时间或在海军上将旗舰的豪华舱室中表达自己的需求，而不是留给上将一张便条。即使大部分海军军医明白这个问题的症结，他们也不敢主动提出，更没有机会与高级将领面对面谈论这个话题。布兰的改革很快就显现出不俗的成绩，在战争的最后几年里，罗德尼一直是他的坚强后盾。

到 1783 年战争结束的时候，据他自己计算，他的医疗监督让舰上的死亡率从 1/7 下降到了 1/20。罗德尼上将后来写到，布兰对西印度群岛的英国舰队贡献巨大。"多亏了布兰的知识和专注，尽管英国舰队连续作战、疲于奔命，但它一直有能力进攻克敌。" 1782 年 4 月 12 日，英国在对法国的桑特海峡战役（Battle of the Saints）中取得决定性胜利，毫无疑问的是，西印度舰队的多数海员都能保持强健的体魄，是他们取胜的基础。

罗德尼上将率领 36 艘战列舰在圣卢西亚（St Lucia）附近追击"势均力敌"的法国人，后者计划与西班牙舰队的 12 艘战列舰会师后入侵牙买加，而罗德尼试图在他们会师前与法国人交战。这 33 艘法国军舰的指挥官是弗朗索瓦·约瑟夫·保罗·德格拉斯（François Joseph Paul de Grasse），一年前，他率领法军在约克镇向华盛顿带领的殖民地军队提供海上支援，大胜英军。尽管英军拥有 3 艘船的数量优势，但法国人拥有更大的排炮齐射量，达到 4393 磅（"排炮齐射"指军舰一侧的所有火炮同时射击）。两支舰队匆忙组成战列线，你争我赶之间，威力惊人的舷炮喷射出熊熊烈焰。由于风向风力变化无常，加上控帆操作执行不当，法国人的战线出现了一个缺口，罗德尼上将命令自己的旗舰穿过缺口，其他军舰在空间允许时跟随他一起通过。这是个不同寻常、前所未闻的计策。穿过法军战线让他得以用双侧排炮痛击法国军舰，而且几乎不会遭到还击。

不可否认的是，英国人取胜的原因有很多，包括他们更快更准的炮击、更严明的纪律，以及些许好运气，但布兰对双方健康状况的比较也是发人深省的。英国西印度舰队的水手和陆战队员共有 21608 人，患有坏血病的只有几百人，发热的大约只有 1000 人，染上痢疾的约有 700 人。尽管罹患坏血病的水手人数在这场战斗之后的几周里持续上升，但布兰的抗坏血病措施成效斐然，食用当地产的酸橙正是措施之一。"本月（4 月）发生的疾病和死亡事件比过往 23 个月中的任何一个月都少……除了两艘船，可以说其他船上的健康状况都不错，大部分人员都身强体健，军官都正常在岗，储备和补给也很充裕。随健康而来的，是热忱、自信和决心，这些将引领他们取得成功和胜利。"如果布兰没能在前一年成功将坏血病和其他疾病的发病率压下去，大量的病人将把英国军舰穿越法国战线并两舷齐射的策略化为泡影——他们将没有足够的人力来操控舰船和所有的大炮。

英国舰队的情况与法国舰队形成了鲜明对比。战斗结束后，布兰研究了法国舰队的健康与伤亡情况。在英军排炮的轰击下，许多法国军舰要么被摧毁，要么损坏严重，甲板上到处是被炸裂的桅杆碎片、掉落的船帆、纠缠在一起的绳索和残缺不全的尸体。这场战斗伤亡惊人：在德格拉斯的旗舰巴黎城号（*Ville de Paris*）上，就有400人阵亡、700人受伤。除战斗损失外，布兰还发现法国舰船的环境卫生糟糕得可怕。"法国战舰的纪律性和内部制度远远不如英军，"他写道，"他们从不清洗甲板，在清洁和秩序的每个方面都有着巨大漏洞……下层甲板甚至连排出水和污物的泄水孔都没有……排污的设施是一条管道，它经过专门设计，从甲板沿着船舷进入船舱，于是舱室就像寻常见到的水槽，其腐臭和恶心到了不可思议的程度……血液流向最下层甲板，残肢，甚至完整的遗体也被径直丢到那儿，腐烂发臭已经有一段时间了……所以，一旦舱底的这些东西或舱室的其他内容物搅在一起，就会释放出腐败的臭味，疾病也就显著增多。"坏血病和发热在水手中肆虐横行，削弱了法国军舰的战斗力（还在战斗之后侵袭了英国船员）。布兰无意中观察到，"自打战争打响，法国舰队的疾病问题就比英国舰队的更严重，而且本世纪的所有战争都不例外"。要是英国船员处在像法国人一样的恶劣环境中，抑或法国船的健康状况能赶上英国船员的，那么这场战斗的结果将会有所不同。

桑特海峡战役为英国人留下了格外丰硕的果实，尽管没能左右战局，但是它确保英国得以在次年召开的和平会议上保留了自己的加勒比海殖民地。在这场悲惨的战争中，英国人没什么好庆祝的，而布兰在西印度舰队主持的这场改革却是海军为数不多的成绩之一。毫无疑问，桑特海峡战役的胜利应归功于布兰在战前几个月对舰队整体健康状况的改善。

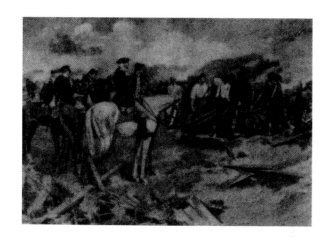

**1781 年，英军在约克镇战役中向乔治·华盛顿将军投降，**

**此战役在事实上确保了北美殖民地的独立地位。然而，**

**如果英国皇家海军没有遭受坏血病的影响，这场冲突的结局将会如何？**

桑特海峡战役爆发的同一年，约翰·普林格尔爵士离开人世，享年 69 岁。1778 年，他辞去了皇家学会会长的职务。普林格尔的辞职和离世，扫清了布兰为更有效的抗坏血病措施奔走呼号的道路。必须周期性地从社会体制中清除保守僵化的思想，就像森林被野火烧过而重生一样。布兰无须担心得罪某一位要员或伤到某人执拗的自尊心，也不必惧怕与一个受人尊敬、地位崇高的人唱反调会影响到自己的前程，他要着手将政策转移到新方向上了。普林格尔已经去世，科学界对麦芽汁的青睐也随之不在。

1783 年 9 月 3 日，美国独立战争宣告结束，但停战反而又害死了成千上万名的水手。《巴黎和约》终结了敌对行动，随之终结的还有对坏血病治疗手段的需求，而此时布兰还没来得及将改革在皇家海军全面铺开。战后，防治坏血病不再性命攸关，于是这个问题就变得不那么紧急了。尽管坏血病无疑后来也暴发过，但舰队在海上逗留的时间不长，也有条件在不危及军事目标或国家安全的前提下返港救治水手。和平打消了人们解决坏血病问题的兴趣——没有火烧眉毛的危机，就又可以高枕无忧地忽略坏血病了，付出生命代价的只是个别海员。布兰离开了皇家海军，开业做起了收入颇丰的私人医师。

18 世纪 80 年代，布兰被委派到圣托马斯医院（St Thomas' Hospital）任职，同时为包括威尔士亲王和克拉伦斯公爵（Duke of Clarence）在内的几位大名鼎鼎、腰缠万贯的社会精英做私人医生。他于 1786 年结婚，在位于伦敦萨克维尔街（Sackville Street）的豪宅里，他一共养育了六儿三女。这一时期，他集中精力完成了自己的名作《对海员疾病的观察》（*Observations on the Diseases Incident to*

Seamen），该书在多个方面重申了林德在过去几十年中著述的内容，并且风度十足地指出林德是这些观点的原创者。"在所有用于坏血病治疗的物质中，不论是药品还是饮食，最有效的是柠檬和橙子，"他在一篇文章里写道，"如果这种病存在特效药，那它们就是名副其实的。首先发现并证实这一点的人是林德博士。"

尽管布兰的社会抱负有些贪婪，但他也是一位博爱而虚心的人。他大可以将普通水手抛诸脑后，回归舒适的从医生活，长期以来却为改善他们的生存条件而斗争。布兰身上也表现出了 18 世纪医学从业者谦逊的品格。谈及柑橘果汁防治坏血病的能力时，他坦诚地表示："它们的优越功效从何而来，又是以何种方式起效的，我无从得知；也没有任何关于这种病的性质和治疗的理论能让我满意，事实上关于其他疾病的理论也难入我的法眼。"这种将妄自尊大让位于好奇求索的观念将在 19 世纪更加常见，它的流行标志着医学和科学研究方法更趋现代化和实用化的开端，并坚决地将马匹置于马车之前、将事实置于结论之前——几个世纪以来，情况恰恰是反过来的。

1793 年，法国向英国宣战，此时法国国内推翻贵族统治的血腥革命已持续 4 年了。法国大革命的爆发再次复苏了治疗坏血病的需求，1793 年，布兰建议他的朋友、海军部成员艾伦·加德纳爵士（Alan Gardener）在赴东印度群岛的航行中带上柠檬汁。在航程中，他们按照布兰的指示定期饮用果汁；具体做法是每天将三分之二盎司柠檬汁与 2 盎司糖混合起来，掺进水手的格罗格酒。装备 74 门火炮的战舰萨福克号（HMS Suffolk）"在途中航行了 23 周零 1 天，从未登上过陆地……也没有损失一人"。虽然坏血病冒过头，但增加柠檬汁的配给之后，它很快受到了控制。

1795 年，布兰被任命为伤病委员会委员。凭借萨福克号上的实验成果，加上他的个人声望、社会地位，以及他同多名海军部官员的密切关系，他开始游说海军部向全体皇家海军舰艇派发柠檬汁作为日常配给。3 月 5 日，布兰成功了。林德此时已经去世 1 年，距离他在英吉利海峡的索尔兹伯里号上做的实验已经过去 48 年。柠檬汁的配给量为 3/4 盎司，比萨福克号上分发的略有增加。"与其他一切所谓的治疗方案相比，"布兰写道，"（柠檬汁）对这种疾病的防治能力是与众不同的。"布兰最大的成功，就是使果汁成为一种日常发放的预防物资——他深知，体内的营养储备一旦耗尽就必须补充，不能坐等坏血病的症状出现再尝试"治愈"。

不过，我们也要为海军的其他医生说说话。有必要指出的是，布兰并非唯一一个为了更多、更好的坏血病防治措施（特别是柠檬汁或浓缩果汁）而向海军部发出呼吁的人。18 世纪 90 年代，包括托马斯·特罗特、弗雷德里克·汤普森（Frederick Thompson）、威廉·诺思科特（William Northcote）和伦纳德·吉莱斯皮（Leonard

Gillespie）在内的许多人也提出了类似方案，但他们的社会地位过于低微，得不到与海军大员面对面的机会，于是只得诉诸写信，最后很可能只有秘书拆阅这些来信，并给予他们打着官腔的答复。布兰凭借这个相当流行却不受重视的观点收获了所有的荣誉和掌声，肯定令海军的许多医生恼怒不已。

他在伤病委员会留任到了 1802 年，随后辞去职务并重开了自己的私人诊所。任职期间，他还推动了舰上肥皂和军医免费药品的供应（从前他们要花费自己微薄的收入采买药品，这时常造成舰上药品供应短缺）。1812 年，他获封准男爵，一部分原因在于他推动海军医事改革和倡导提升海军军医地位的工作，另一部分则源于他深厚的人脉。毫无疑问，接受这一荣誉时他的内心并无波澜，因为他十分清楚自己的改革对国家繁荣与安全的重大意义。他毕生坚持授课和写作，为改进海军的卫生保健措施和防治热病而奔走，他赞成运用强制接种疫苗的手段根除天花等疾病。1829 年，他为皇家海军的医官设立了一枚奖章。1832 年，他的妻子在一场霍乱流行中离世，两年后的 1834 年 6 月 26 日，85 岁高龄的他在伦敦去世。

后来，布兰被尊为海军医学之父。不过坦率地讲，与其说他是一名科学家，不如说他是一名社会改革家。在他的整个生涯当中，他一直都在关注预防医学或社会医学——既不是人体及其器官的内在功能或某种疾病的具体原因，也绝非医学理论，他追求的是一个结构更趋完善的社会，这个社会能通过改善环境卫生和生活条件、隔离检疫、疫苗接种和均衡膳食来实现对多种最常见疾病的预防。布兰在皇家海军中推行的坏血病实用疗法既属于医学范畴，也属于社会政策范畴，这恰如其分。尽管军事上的紧迫性明显是个关键的动因，但至少还有少数富有洞见的人逐步意识到，个人整体境况的提升在国家层面有着更为重要的集体价值。这一点是林德早在18世纪50年代就主张过的，而库克则在自己的航海中从微观上做到了。

一个半世纪以后，海军军医、中将谢尔登·F.达德利爵士（Sheldon F. Dudley）为重印的林德《论坏血病》第二版写了一篇短文，他写道："不必苛责布兰，也别指责他是势利眼。如果这意味着他能凭借花言巧语和溢美之词利用当权者达成目的，那我们该为他的势利而感谢上帝。那个时候，支持者就是一切，若非布兰能在罗德尼上将和皇家海军的决策层那里得宠，我们的国家想见证林德的建议付诸实践……可能就不止要多等40年了。"仅在1795年后的几年里，就有成千上万的生命得以挽救。当时，皇家海军又一次被动员起来应对国家安全的新威胁——崛起于法国的拿破仑。

第九章

封锁：坏血病与拿破仑的双双败退

1805 年 10 月 21 日清晨，海上天气晴朗，时而有阵风刮过，27 艘英国战列舰——像一座座漂浮着的巨型城堡，搭载着好几百名水手和身着红色制服的陆战队员，还有多达 100 门铁质 24 磅和 32 磅炮，它们黑洞洞的炮口从军舰的炮门处伸出——在西班牙南岸城市加的斯（Cadiz）附近的特拉法尔加角（Cape Trafalgar）匆忙集结成一条参差不齐的战列线，向一支同样令人胆寒的舰队逼近。这支联合舰队由法国和西班牙的 33 艘战舰组成，指挥官是皮埃尔·维尔纳夫上将（Pierre Ville-neuve），他的对手是大名鼎鼎的霍雷肖·纳尔逊（Horatio Nel-son）。纳尔逊命令掌管信号旗的候补军官向自己训练有素的指挥官传达最后的指令。紧张不安的候补军官在胜利号（*HMS Victory*）的后甲板上打出一系列彩色旗帜，用旗语拼出了纳尔逊的指示——"英格兰期望人人恪尽其职"。

许多英国水手都已久经考验，十余年来他们一直明白英法必有一战。他们见识过战争，也知道前方等着自己的是什么——多层橡木船壳被旋转着飞来的铁弹炸得四分五裂；雨一样的霰弹在甲板上倾斜而下；大炮因过热而损坏，在炮手身边炸开；身体和四肢被枪炮撕得粉碎，或被墙壁和桅杆碎裂的木材刺穿；一派充斥着混乱和屠杀的恐怖景象，伴随着伤员痛苦的呻吟。两支舰队向彼此靠近的同时，水手在甲板上撒了沙子，以免在泥一样的血污中滑倒；军官室的舱壁和外墙被擦洗干净；防破片网被悬挂起来，以防掉落的碎片砸伤作战人员；神枪手则依托各自舰上的索具潜伏着。

纳尔逊把自己的舰队一分为二。胜利号和同样巨大的一级战列舰君权号（*HMS Royal Sovereign*）率领战舰以 90 度角驶向维尔纳夫的战线，它们试图切断这条战线并从两侧发起攻击，同时孤立法军先头部队，使其脱离战斗。这一战术与当时普遍适用的海战策略背道而驰。（典型的策略是双方组成两条平行的战线，相向驶过并开炮。）然而在 23 年前的桑特海峡战役，以及纳尔逊在尼罗河河口和圣文森特角（Cape St Vincent）迎击法军的著名海战中，这种战术曾收获奇效。尽管领头的战舰在还击之前要经受住五六次齐射的考验，然而当它们成功发动己方的第一轮齐射，敌舰尾部就会遭到火力覆盖。一旦它们成功突破敌军战线，英国人精湛的射击和航海技术就是纳尔逊的全部指望了。

君权号跌跌撞撞地穿越法军阵线的同时，遭到了第一轮炮击。它立即还击，将一通炮火倾泻到了圣安娜号（*Santa Anna*）的舰尾上，并造成了极具破坏力的爆炸，有 400 名水手伤亡，还有 20 门大炮被炸毁。与此同时，胜利号上有 30 人受伤、50 人死亡，舰艇同样严重受损。随后，胜利号也乘风破浪，穿过法军的战线，并向布森陶尔号（*Bucentaure*）的尾部发起了首轮齐射。

英舰将法军的战线冲得四分五裂，战斗演变成落单的战舰在刺鼻的硝烟、震耳欲聋的炮火和参战者的尖叫声中的殊死混战。放置炮的甲板内部像个大蒸笼，里面的炮手赤裸上身，脑袋上裹着一块脏手帕来保护耳朵，他们疾行着前去装填发热冒烟的大炮。他们低伏着身子，射击产生的冲击波撼动着他们木制世界的基础，每一阵剧烈的冲击波过后都有数百磅铁弹呼啸而出。挥舞着弯刀的战士纵身跳向敌舰，他们匍匐着钻过炮孔，翻越舷缘或拽住悬着的绳索和断裂的桅杆，与敌人展开白刃战，并以武力争夺舰船的控制权。

惨烈的战斗持续了近 5 个小时，战舰壳体破碎不堪，舰身向一侧倾斜，海水从敞开着的大洞涌了进来。桅杆和索具纠缠在一起，场面一片混乱；浸透鲜血的甲板上，到处散落着尸体。漆黑一片、打着漩涡的水面上，雄伟的战舰已沦为废墟和残骸，遗体在它们之间随波逐流。一艘身形巨大的舰船猛烈燃烧着，火光忽隐忽现地照亮了夜空，一缕缕黑色油烟盘旋上升。垂死之人和伤者的哀号交织成一首令人胆战心惊的挽歌。

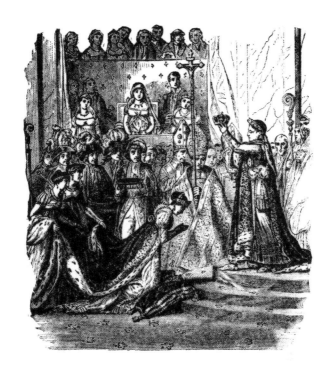

身材矮小的科西嘉军官拿破仑·波拿巴是一位军事天才，

他于 18 世纪末夺取了法国政权。最后，他彻底抛弃了

法国大革命主张的人人平等的理想，于 1804 年加冕称帝，

正如这幅 19 世纪的版画所示

　　这场海上大战的导火索是拜身材矮小的科西嘉军官、战术天才拿破仑·波拿巴所赐，他在几个月前展开行动，试图终结英国与法国自 1793 年交战以来形成的海上僵局。这一时期，英国身处一系

列不断变化着的大陆同盟中，并常年处于战争状态（只有 1802 年 3 月至 1803 年 5 月迎来过短暂的和平）。直到拿破仑在 1815 年的滑铁卢战役中被英国与欧陆的联军击败，英国才走出了战争。

18 世纪 90 年代，在取得令人印象深刻的军事胜利之后，拿破仑在法国革命政府中崭露头角。到 1799 年，他已经是实际上的独裁者了。最后，他彻底抛弃了大革命人人平等的理想，于 1804 年加冕称帝。他冷酷无情、雄心勃勃，一心想要主宰整个欧洲。不过只要英国得以保持自由，拿破仑的梦想就难以实现，因为英国能借助财政补贴、军需援助来支持欧洲其他反抗力量，有时候还直接用兵。"我们要集中力量打造自己的舰队，一举打垮英国，"拿破仑在 1797 年宣布，"只要征服英国，欧洲就唾手可得。"

在陆地上，拿破仑几乎不可战胜，可是在海上，英国舰队控制着贸易路线并终年监视着法国港口内的一举一动。尽管拿破仑为入侵英国，已在法国北部海岸集结了 13 万大军和 2000 艘平底驳船，但由于力量占优的英国海峡舰队日夜保持警戒并对法军构成持续威胁，他一直无法将军队运过英吉利海峡。英吉利海峡最窄处的宽度不过数十英里，只要天公作美，不适宜航海的驳船也能在一天内安全地横渡海峡——假定他们拥有海峡的制海权，能在跨海时自保。与英国陆军相比，法军不但人数占优，而且作战经验丰富得多。如果能成功登陆英国，胜利几乎就是他们的囊中之物。然而，从英吉利海峡的特克赛尔（Texel）到地中海的土伦（Toulon），法国海军及其西班牙盟友的大部分军舰都被封锁在西欧周边的港口内。大陆封锁的目标并非阻止一切进出法国和西班牙港口的船只，也不是摧毁或袭扰欧洲大陆的商业（英法两国都授权了数以千计的独立私掠船去劫掠敌方商船），而是将拿破仑的战舰分割成一支支小型舰队并将它们压制在港口，它们要想集结成一支舰队，就必须先同兵力占优的英国舰队交战。尽管英国在半个世纪前的七年战争中就曾凭借有限的兵力成功实践封锁战略，但这仍是一场精心策划的赌博。虽说在18世纪末取得了一些早期的胜果，然而直到1805年，都没人知道英国能否挫败一次组织周密、协同一致的入侵。

在特拉法尔加海战之前，令人厌倦的封锁已经持续了10年，接下来还将再拖上10年。由战列舰组成的舰队每次出航，都要沿同一截海岸线来回巡航长达6个月。它们既遭遇过恶劣的天气，也享受过风和日丽；它们经历过春夏秋三季，也迎接过冬季的狂风；它们期望将实力不如自己的小股敌舰引诱出来交战，以将其俘获或摧毁。高航速的护卫舰、快艇和单桅帆船在近岸海域来回搜索侦查舰队离港的踪迹，接着赶回去向驻扎在较远海域的战列舰报信。有时候，运输船会给舰队送来新补充的柠檬汁。凭借得天独厚的地理优势，英国成为西欧的海上霸主，并能阻止其他欧洲船只横渡大西洋。在风暴拍击海岸，把英国军舰吹离封锁战位的同时，法国和西班牙舰艇也受到强风的阻挡，在港内动弹不得。

　　成千上万名的水手把船塞得满满当当，封锁对于他们来说是一项劳神又乏味的工作，他们仅有的职责就是别让自己闲着。尽管 18 世纪的战舰尺寸一直在膨胀，但操纵它们所需的水手人数也在上升。18 世纪 40 年代，安森的旗舰百夫长号载有 60 门炮和大约 600 名水手，而在 60 年后的特拉法尔加海战中，纳尔逊的旗舰胜利号配备了 100 门大炮和超过 900 名水手。船只尺寸更大、人员更多，加之一次要在海上逗留好几个月，这让有效补给的压力成倍增长。以前，舰艇会在夏天作战季节过去之后接受补给，就像 1780 年布兰初次前往西印度群岛时那样。然而，为了维持对法国的封锁，舰艇需要全年出动。1805 年之前，封锁曾挫败过几次小规模入侵的企图。1796 年 12 月，13000 多名法国士兵和 17 艘战列舰来到爱尔兰的班特里湾（Bantry Bay），但没有登陆。他们想等待爱尔兰革命者发起反抗，同时又畏惧实力更强的海峡舰队前来还击。1798 年爱尔兰起义后，确实曾有 1200 名法军士兵在基拉拉湾（Killala Bay）登陆，但他们被击败，海上增援也遭到英国皇家海军阻挡。1797 年，一小股法军在威尔士登陆，但也迅速被击溃。1797 年 10 月，拿破仑下令修造平底驳船，用于将他的大军投送到海峡对岸。面对现实、直接、可见的入侵威胁，坚韧的英国皇家海军水手被前所未有地动员起来，保卫他们的祖国。

　　到 1805 年，拿破仑的入侵部队已经在法国北部安营扎寨快两年了。当年 3 月，他下令将分散的海军各部组织成一支具有强劲战斗力的舰队，为入侵部队打通横渡海峡的安全通道。拿破仑下令：土伦的维尔纳夫上将躲开地中海上的封锁舰队，西进加的斯，驱逐小规模的英国舰队并为西班牙军舰解围，然后火速跨过大西洋逃往马提尼克岛（Martinique）；奥诺雷-约瑟夫·冈托姆上将（Honoré-Joseph Ganteaume）从布雷斯特出发（Brest），摆脱英国海峡舰队，向南挺进到西班牙北部的费罗尔港（Ferrol），解救被围困在那里的舰队后，再前往马提尼克岛集结；爱德华·托马·米西塞上将（Edouard Thomas Missiessy）则率领法国舰队从罗什福尔（Rochefort）直接赶往集结地。如果一切按计划进行，拿破仑这支宏伟的舰队将拥有约 80 艘战列舰和超过 12 艘护卫舰。拿破仑命令舰队先横渡大西洋，是为了对英国在西印度群岛的航运实施一些打击，但最为重要的是，他希望此举能麻痹英国舰队，进而掩盖自己的真实意图。这支庞大的舰队随后将再次横渡大西洋，以充足的兵力进入英吉利海峡并一举击溃英国海峡舰队，为法军渡过海峡扫清障碍。在战略上，这项计划十分成熟。若非拿破仑的许多舰船根本无法摆脱英国的封锁，这一计划还真有望成功。

　　冈托姆的 21 艘战列舰一驶离布雷斯特就遭遇了优势英军，因而解救费罗尔的 9 艘战舰并前往马提尼克岛的计划难以实现。米西塞倒是带领 5 艘战舰成功抵达马提尼克岛，然而等候其他舰队令他疲乏而倦怠，当法国舰队没能在5月顺利集结之后，他率部回到了罗什福尔。维尔纳夫和他的军舰成功地躲过了英国地中海舰队，救出了加的斯的西班牙战舰，并横渡大西洋来到马提尼克岛。然而他们到达时，米西塞已经返回罗什福尔了。后来，维尔纳夫接到新命令，他要在西印度群岛对英国航运展开为期1个月的劫掠，随后回到欧洲解救费罗尔和布雷斯特的舰船，以继续推动入侵计划。然而到6月，他获悉纳尔逊和英国地中海舰队先是在埃及附近搜寻过他的踪迹，接着又尾随他向西跨过了大西洋，于是他立即启程离开，企图再次躲开纳尔逊。维尔纳夫长达1个月的归途堪称灾难，暴风雨、坏血病和热病收割了1000条人命，还削弱了数千人的战斗力。7月22日，在费罗尔附近的浓雾中，他遭遇了罗伯特·考尔德爵士（Robert Calder）指挥的一支由15艘战舰组成的小规模英国舰队。迷失方向的维尔纳夫在损失两艘战舰后终于脱身，带着受损的舰船和虚弱不堪的手下撤向邻近的维哥港（Vigo），他在那里休养生息并修复了受损的船只。维尔纳夫知道，坚持执行原计划没有出路。现如今，入侵计划在整支英国舰队面前都不再是秘密，它们将在英吉利海峡的入口处守株待兔。维尔纳夫决定向南航行到加的斯，并于8月22日抵达——在离开土伦后的四个半月时间里，他的大部分时间都在海上度过。

9月28日，拿破仑命令维尔纳夫率领33艘战舰回到地中海，协助向那不勒斯运送部队。纳尔逊和一支由27艘战舰组成的舰队在近海区域守候，10 月 21 日，双方在特拉法尔加角附近遭遇。当晚，法国和西班牙就有 19 艘军舰被击沉或俘虏，其他的也熊熊燃烧。随后的几天里，它们又有数艘军舰被俘虏或摧毁。法西联合舰队残部跌跌撞撞地逃回加的斯，英国人赢得了胜利，然而他们胜利的喜悦被一个重大损失冲淡了。下午 4 时 30 分，领导英国舰队取得一系列辉煌胜利的伟大指挥官纳尔逊被一名狙击手射中了胸膛。晚些时候，在位于自己受损旗舰深处的那间晦暗无光、满是血水和汗水的驾驶舱里，他离开了人世。"感谢上帝，我已尽忠职守！"据说，这句话是他用尽最后气力喘息着留下的。

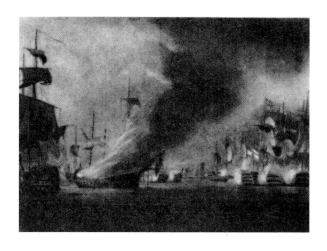

在 1805 年 10 月 21 日的特拉法尔加海战中，英国人重创了拿破仑海军的精锐，挫败了法国的入侵计划，对坏血病的成功防治在他们这场大胜中扮演了重要角色。上面这幅版画展示了这场海战的骇人场面

特拉法尔加海战是纳尔逊最伟大的胜利。各方都付出了沉重代价：英军阵亡 448 人，受伤 1241 人；法西联军有 4408 人死亡，2545 人受伤，另有 14000 人被俘。这场惨烈的海战过后第二天，狂风就在汹涌的海面上掀起白色的浪花，预示着一场猛烈的暴风雨即将来到——连大自然都为血腥的屠杀恸哭。黑压压的乌云沿开阔的海面翻滚而至，刮过索具的大风发出凄厉的号叫，大海卷起怒涛，裹挟着船只靠近礁石遍布的迎风海岸。许多舰艇已然严重受损，桅杆折断，索具一团乱麻，船帆成了破布条，海水从船壳的破孔涌入——这可不是安全挺过风暴的最佳状态。由于大批人员伤亡和被俘，许多舰艇连操纵的人手都凑不够。风暴一连肆虐了数日，英国军官最终下令砍断了几艘法国和西班牙被俘舰船的拖缆。它们被卷入了暴风雨，有的战舰上还有在阴冷潮湿的船舱里挣扎求生的受伤水手。拿破仑的战舰只有少数几艘得以从战争和自然灾害中逃出生天。在特拉法尔加海战中，英国人重创了拿破仑海军的精锐，而对坏血病的成功防治在他们的大胜中扮演了重要的角色。

许多在特拉法尔加海战中克敌制胜的英国皇家海军指挥官年纪都不小了，他们还记得，坏血病一度像敌军一样凶残，或许比敌军还可怕。1780 年，纳尔逊本人就差点因这种病而死。那年他才 22 岁，虽然年纪尚轻，但他在美国独立战争期间就已被提拔为 28 炮护卫舰阿尔伯马尔号（*Albermarle*）的舰长。这艘军舰为前往魁北克执行护航任务，已连续航行了 8 周。随着疾病的暴发和蔓延，年轻的舰长和他的手下虚弱不堪、郁郁寡欢。他们的皮肤上生出了瘀斑，牙龈肿了起来并伴随疼痛。盐渍的口粮是他们仅有的食物，死亡的危险笼罩着他们，这艘船眼看就要成为一具漂浮的棺材。然而，在有人惨死于这种可怕的病痛之前，一艘来自马萨诸塞普利茅斯的美国小船奇迹般地将他们从绝境中救了出来。美国船长同情他们的悲惨境况，大方地分给他们一些活鸡和新鲜蔬菜，他们很快得以康复，并继续向圣劳伦斯河前进。幸好，魁北克的食物和气候条件与两个半世纪以前卡蒂埃和他的船员罹患坏血病的地方很相像，足以让这位年轻的舰长恢复健康。"健康就是最大的幸福，"纳尔逊在给父亲的信中写道，"是我来到美丽的加拿大以前从未真正享受过的恩宠。"

纳尔逊战死疆场时，正处于自己光辉的海军生涯的顶点。他是英国最伟大的将领，一位与风帆时代的海上霸权最为息息相关的民族英雄。在 18 世纪末 19 世纪初，也就是他取得巨大胜利的时代，坏血病已不再是皇家海军的威胁。自 1795 年布兰成功说服海军部按日分发柠檬汁作为预防措施以来，坏血病就成了一个不常作恶的幽灵。不然，纳尔逊也许会像其他很多人一样，还没能实现自己的潜能就如草芥一样倒下了。然而年轻时罹患坏血病的经历大概令他记忆犹新，他对船员健康高度重视，因为他深知此举能增强部队的战斗力。为此，他会在海军部正常供应量以外自行采购柠檬汁。1805 年 2 月，也就是他启程追击维尔纳夫之前的 1 个月，他为地中海舰队订购了惊人的 20000 加仑柠檬汁，用于补充 30000 加仑的正常配给。所以尽管在海上逗留数月，而且不曾在港口长时间停泊，但参加特拉法尔加海战的英国水手没有遭受坏血病的袭击。

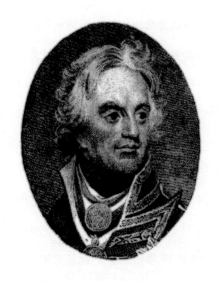

霍雷肖·纳尔逊是英国最伟大的海军将领，一位与风帆时代的海上
霸权最为息息相关的民族英雄。1805 年在特拉法尔加海战中中弹身亡时，
他的名望正值顶峰。那时，坏血病已不再对皇家海军构成威胁

尽管对于英国来说，特拉法尔加海战取得了辉煌的战果，但封锁战略早在 1 个月前就已经收获成效了。8 月 27 日，拿破仑意识到集结海军各舰队的计划已彻底破产，于是下令驻扎在法国北部的入侵部队撤向奥地利，将制海权拱手让给英国。于是，英国人眼前的入侵威胁就解除了。封锁战略极具破坏性，它令拿破仑难以靠近英国，并最终在 10 年后拖垮了他。"那些远在天边、风吹浪打的船只从没进入过拿破仑大军的法眼，"海军史学家艾尔弗雷德·塞耶·马汉上将（Alfred Thayer Mahan）写道，"但它们就横亘在这支大军和它征服世界的梦想之间。"

拿破仑认为，英国不可能维持住常年封锁，因为这对它的海军资源和造船厂来说是个极为繁重的负担，对英国的海员来说也是巨大的压力。如果不能在皇家海军的舰船上基本消灭坏血病，封锁造成的压力将达到令海军难以承受的地步。只有封锁能成为抵抗拿破仑大军的堡垒，如果战舰不停地返回港口，将成千上万名患上坏血病的水手送往医院，等他们康复后再出海，那它们就无法完成自己的使命。林德曾处置过一起性质严重的事件，那是在 1780 年 8 月，2400 名身负海上驻防任务的坏血病患者被送到海军医院，只消一起这样的事件就可能动摇该岛的防御，送给拿破仑入侵的机会。但随着坏血病得到控制，皇家海军的战舰得以坚守战位，拿破仑海军的主力在战争期间一直被围困在 6 个不同的港口内。封锁切断了法国与它的殖民地之间的商业活动和交流互通，破坏了法国经济，也削弱了它为眼前的战争投入金钱的能力。反观英国，尽管战争期间它的经济一直在波动，但工业革命的到来刺激了进出口的发展，英国经济因而强势增长。英国皇家海军控制了海洋，它孤立了敌人并使之陷入饥馑和匮乏，保护了英国的殖民利益。

到19世纪初，英国皇家海军每年消耗的柠檬汁达到50000加仑，其中大部分来自马耳他的海军基地，那是为数不多的未被法国或西班牙人封锁的地中海港口之一。1795—1814年，皇家海军的舰艇得到了超过160万加仑的柠檬汁配给。这些果汁被储存在密封的大桶里，上面再封一层橄榄油。虽然从长期看，橄榄油并不是一种完美的防腐剂，但它仍可为遏制坏血病的发展保存足量的维生素C。新鲜柠檬经盐腌后，将被裹上纸并放入轻便的板条箱储存，也可能被浸泡在海水或橄榄油中。舰上的厨师或军医助手会用它们榨汁，然后把果汁添加到格罗格酒里面。1795年之后的几年里，柠檬汁还只是按实际需要分配给舰艇和舰队。然而到1799年，在海峡舰队医师托马斯·特罗特的劝说和布兰的持续推动下，柠檬汁正式成为全体皇家海军舰艇的日常配给。它价格不菲，但一本万利。

柠檬汁被引进以后，英国海员的健康状况很快就发生了翻天覆地的变化。举个例子，在美国独立战争的9年中，英国水手发病和住院的比例约为1/4；而在1795年后的9年中，这一数字大幅下降到 1/8 左右。劳埃德和库尔特对哈斯勒医院的发热和坏血病病例进行了意味深长的对比。1782 年，每千人中有 329 名坏血病患者，发热的则有 112 人。然而到了 1799 年，每千名住院病人中的坏血病患者下降到 20 人，发热患者则升至 200 人（不过由于舰船卫生条件的改善，19 世纪初的发热病例也少了）。在 18 世纪、19 世纪之交，皇家海军医院里患有坏血病的海员比例连 2% 都不到了。

"其他因素，"布兰在数十年后写道，"尤其是使发热病例大幅减少的那些改良措施，也对坏血病的减少贡献良多，所以很难明确哪些成效应归功于柠檬汁。然而必须承认的是，自 1796 年以来，坏血病几乎从军舰和海军医院销声匿迹了。"到 19 世纪初，海军部的大部分疾病名录甚至没有将坏血病列为常见和典型的海洋疾病。在哈斯勒医院接替父亲的约翰·林德博士曾在 1815 年告诉布兰，自己在战争的后 4 年里一共就见过两例坏血病。1802 年，特罗特写到，在自己皇家海军生涯的早期，"一艘舰艇在为期 8 周的航行中要为 10—12 名死于坏血病的水手送葬，靠岸后还得往医院送 50 人，这些都不是什么稀罕事"。但他同时指出，如今的水手一出现坏血病症状就能迅速得到治疗。

纳尔逊时代的英国确立了海上霸权，而仅仅 20 年前，也就是林德从海峡舰队接收来数千名水手的 1780 年，英国舰队的状况有着天壤之别。据布兰记载，海峡舰队"饱受坏血病和发热的折磨，出海 10 周后就得返航，无法长期坚持；与之形成鲜明对比的是，这支舰队在 1800 年得到了充足的柠檬汁供应，不靠新鲜补给在海上逗留了 4 个月，而且没有遭受坏血病的侵袭"。他轻描淡写地评论称，"1796 年或可成为海军卫生史上一个重要的时间节点"。

1853 年，一部记述安森远航的作品再版了。编者首先在序言里谈及坏血病在航行期间造成的可怕灾难，接着写道："读者将欣慰地获悉，这种将安森的舰队逼入绝境并导致我们损失了成千上万海员的致命疾病，在大不列颠的公私船只上已近绝迹。适当注意清洁、保暖和通风，以及最重要的，供应足量酸橙汁或其他酸性饮品，再时常吃些新鲜肉类和蔬菜，就算无法彻底消灭坏血病，也足以接近这一目标。现如今，除非在预防上麻痹大意，不然你很难见到坏血病，可以说，只有在见证过它致命破坏的苦痛记忆里才能觅得其踪了。"

坏血病的成功防治对法国大革命战争和拿破仑战争期间多场重要战役的结果有何具体影响，是不大容易量化的，但毋庸置疑的是，它发挥了关键性作用。它不仅为封锁战略创造了条件，还确保老练的英国海员不会因过高的死亡率而难以为继。布兰计算过，如果英国水手在同法国长达 22 年的冲突中延续了美国独立战争期间的高死亡，皇家海军就会无人可用。"海员储备将完全枯竭，"他写道，"在这种情况下，不论多高的赏金都难以补充人手；已经有人指出，如果 1813 年的海员死亡率与 1779 年相当，那么每年死亡的海员将比实际情况多出 60674 人；这个数字在 20 年内将升至135480 人，几乎相当于这场战争最后几年里征召来的海员和陆战队员的总人数。"倘若坏血病继续按之前的速度屠杀英国海员，皇家海军的兵力将难以应付与法国旷日持久的战争和封锁任务带来的压力。当时，英国人口只有约 900 万，而法国有 2500 多万。拿破仑战争结束后，海军军医罗伯特·芬利森（Robert Finlayson）写道："一些最老资格的军官认为，如果不制服坏血病，海上对法作战的封锁体系是维持不下去的。"

最致命、最具毁灭性的海洋疾病终于被彻底战胜。布兰的建议获得采纳之后的短短几年内，坏血病就不再是皇家海军眼中致命和悲痛的代名词了。在无法获得柠檬汁或长途航行储备不够的船只上，坏血病还是会零星出现，但它再也不是人人闻之色变的杀手了，海上的瘟神被击败了。

在法国大革命战争和拿破仑战争的海战中，英国皇家海军击败法军是家常便饭。这不只是因为大多数英国水手能保持健康，还因为他们常年在海上，训练水平更高，经验也更丰富。法国缺少有经验的军官，因为他们多出身于贵族，在大革命中要么被杀要么被流放。由于港口被英国人封锁，幸存的军官和船员几乎没有海上经验。因此，当他们总算冲破封锁并与敌人交战时，他们的控帆和射击技术皆落于下风。英国皇家海军有着更出色的军官和更严明的纪律，船员士气高昂，一部分动机是期待从俘获的舰船中分得奖赏。法国人需要巨大的数量优势，才有机会与皇家海军精密的战争机器一战。以特拉法尔加为例，西班牙战舰上有大批从加的斯的贫民窟里强征来的水手，许多炮手从来没有在奔涌的海上训练过，斑疹伤寒在舰队恣意横行，西班牙舰长对接受法国将军指挥这件事也多有怨言。所以就算把纳尔逊的创新战术搁置一旁，法国和西班牙战败也并不奇怪。

布兰明智地指出："不论如何，每一个深思熟虑之人都必须明白，对伤病员的照护是一个关乎政策、人道和经济的问题。人不但是具有感知能力和社会属性的生命，还可能成为不可或缺的机械力量。"如果操控舰船和武器的"机械力量"故障频发、年久失修，普遍处于失灵和不可靠的状态，舰船也就无法发挥出整体战斗力。假设有两艘尺寸和火力相当的战列舰要决一死战，一艘拥有精力旺盛、身体强健、士气十足的船员，另一艘有 1/3 的水手被坏血病折腾得虚弱无力、疲惫不堪、愁眉不展，不难想象就能知道结果如何。

有证据显示，法国人和西班牙人知道柑橘类水果能防治坏血病，但他们缺乏在制度层面采取措施的政治意愿。例如，西班牙海军医生唐安东尼奥·科尔韦利亚（Don Antonio Corbella）曾记述过自己于 1794 年在蒙得维的亚的医院里救治坏血病患者的经历。有一艘从加的斯跨海而来的船，"所有水手和雇员都染上了坏血病"，情况严重到"摔倒在地的人连站都站不起来，许多人不能进食，只能靠护士来喂"。尽管科尔韦利亚给病人开了轻泻药以"清除胃部和第一段大肠内形成的腐败物质"，但他也"视每一名患者的病情……大量使用了柠檬水"和"纯柠檬汁"。在航行中，军医缺少救治水手的物资，只有抵达港口和医院后，科尔韦利亚"才能打败这种可怕的疾病，解放那些患病的可怜人，让他们继续自己的航行"。要想根除坏血病，就需要像英国皇家海军那样进行根本性的制度重建，否则就只能在远洋航行中继续忍受这种疾病的蹂躏。

军粮供给和军医教育的传统延续了几个世纪，如果没有变革它们的政治决心，任何国家都不可能广泛地解决坏血病问题。拿破仑是一位非凡的战略家，但他总是聚焦于陆地，他对海军的兴趣主要源于它运送军队和限制英国资源的作用。要是他能将自己的战略思维转向海军，像革新陆军组织架构那样去推进海军改革，法国和西班牙战舰在战争期间的多次小规模或单舰作战中的表现会更好。然而，入侵英国的关键在于突破大陆封锁和夺取英吉利海峡，若不先击溃英国皇家海军，这简直难于登天。

英国的封锁让多数法国和西班牙舰船在大部分时间里只能滞留在港口内部或附近，远洋航行不是常有之事，所以坏血病很少缠上它们。当它们冒险出港远航，就像 1805 年维尔纳夫往返跨越大西洋时，坏血病和其他疾病终将找上门来。拿破仑从未对英国的航线或港口实施过海上封锁，因此坏血病疗法的发现几乎没有对他的海军战略产生实质影响。历史学家理查德·哈丁（Richard Harding）在《1650—1830 年间的海上力量与海战》（*Seapower and Naval Warfare 1650-1830*）中写道："几艘大型战舰组成的小规模舰队执行贸易封锁的现实问题过于繁杂，此举并非对国家资财的合理部署。英国是唯一一个能将贸易封锁与事关生死存亡的重大政策——捍卫自身的贸易自由和领土完整——结合起来的国家，因此它具有投入资源的政治意愿，进而让封锁战略成为现实。"可以说，英国掌握了决定权。它会独自承担未能发现坏血病治疗手段的恶果——难以有效维持对敌方港口长达 20 年的封锁，也将因治疗手段的发现享受最大的收益——国家的生存与独立。

库克第二次远航归来之后，支持柑橘果汁、否定麦芽汁的证据已经十分明确，如果英国能在那时——比实际时间早 15 年——发现坏血病的疗法，情况会有何不同？据布兰观察，海军内部一致认为，得益于 1795 年之后水手死亡人数的下降及健康状况和综合素质的提升，19 世纪初的两艘战舰在战斗力上比"以往"的 3 艘还要强大。"如果舰队不能在免遭坏血病侵袭的情况下出海航行 10 周以上，"布兰写道，"另一支战力与之尽可能接近的舰队就必须做好代替它的准备。"布兰指出，正如我们所见，在此前的多场战争中，尤其是美国独立战争期间，海峡舰队因坏血病乱作一团，而那场战争与拿破仑战争间隔不过 10 年。劳埃德和库尔特总结道："从医学方面来看，1778 年（战争全面爆发）到 1783 年间海军糟糕的境况必须为英国的失败承担部分责任。"

　　如果美国独立战争期间英国的官方抗坏血病补给是柠檬汁，而非无效的麦芽汁，这场战争的走向将会如何？倘若英国皇家海军没有受到坏血病的影响，进而拥有额外 1/3 的人手，法国和西班牙的参战是否足以确保北美殖民地的独立？英国皇家海军对拿破仑的封锁政策正是一个令人信服的实例。历史学家保罗·肯尼迪（Paul Kennedy）在《英国海上霸权的兴衰》（*The Rise and Fall of British Naval Mastery*）一书中指出，1778 年，英国不对法国实施封锁的决策导致"所有被派出支援华盛顿的小股法国舰队得以自由离港，并对西印度群岛施加干涉……英国战舰损耗的减少不过是将夺取制海权的麻烦转移到了更遥远的海域"。当然，若不先解决坏血病这个麻烦，想在 1778 年封锁法国基本是不可能的。当时，英国皇家海军如能实施像法国大革命和拿破仑战争期间那样极具破坏力的海上封锁，1781 年的加勒比海地区就不会有一支自由驰骋的大型法国舰队，它也就无法前往切萨皮克湾（Chesapeake Bay）近海支援华盛顿的军队。而如果没有几千名法军和 28 艘战列舰的压力，查尔斯·康华里将军（Charles Cornwallis）或许就不会于 10 月 22 日在约克镇投降，北美殖民地的独立也就还不是板上钉钉之事。肯尼迪还认为："法国海军在英吉利海峡、直布罗陀海域、西印度群岛和约克镇近海的干预显然对英国输掉战争起到了不小的作用。"

可以这么说，正如英国战胜拿破仑、确立海上霸权应归功于吉尔伯特·布兰在 1795 年敏锐而不懈的努力，美国独立战争中的 13 个殖民地及其同盟能战胜英国，则应归咎于约翰·普林格尔爵士的盲目自大，还有他执拗的自尊心或有意的视而不见。他对海军部施加了影响，令后者着迷于一种意义不大的坏血病防治措施，这反过来又严重削弱了皇家海军的战斗力。

历史学家已经指出，不论英国人的决心有多坚定、战略有多正确，他们都不大可能无限期地将北美掌握在自己手中。例如，肯尼迪就曾挖苦道："到 1778 年，英国已向北美输送超过 5 万名士兵，他们几乎没显示出任何取胜的迹象……即使消灭掉叛军主力，在如此恶劣的地理环境和艰难的后勤保障下，要统治心怀不满、人口众多、足智多谋的美国人民仍是件困难的事情。"由于陆海军的所有补给都要跨过广袤的大西洋，补给周期充满变数，北美的战争对于英国人来说，就是一场后勤组织上的噩梦。此外，英国舰队在七年战争结束后获准裁减，美国独立战争也不同于以往的战争，英国没有其他欧陆盟友帮它占领法国和西班牙。美国人正为自己的家乡而战，殖民地居民挣脱英国枷锁的决心也意味着他们几乎不可能做永远的顺民。

但是，如果英国能有效维持对美国、法国和西班牙港口的封锁，殖民地可能得晚上几年才能拥抱胜利，或许还要在最终和谈中接受不同的条款。在其他历史节点，坏血病对世界上的重大事件从未有过如此深远的影响力。和平年代，治疗坏血病的秘方之所以能在海军和商贾之间快速流传，不过是因为水手经常变换船只，也乐于和同行互通信息。然而18世纪末恰逢欧洲战火纷飞，英国在此时发现了坏血病的治疗方法，并从国家海军制度的层面进行推广，则改变了世界历史的进程。

就其对全球事务的广泛影响而言，布兰每日为水手配给柠檬的倡议或许是那个时代最伟大的医学和社会军事进步。打败拿破仑之后，英国作为欧洲领袖的地位稳如泰山——历经浮尸遍野、血流成河，这个国家被推向政治和商业影响力的顶峰，成为那个时代唯一的超级强权和"不列颠和平"的维护者。英国皇家海军不仅发展成为世界上最强大的舰队，还摆脱了坏血病的困扰，让许多国家能利用海洋发展商业、旅游并从事探险活动了。正常的商旅活动在欧洲重启后，关于坏血病实用疗法的知识很快就传播开来——这对世界的繁荣起到了重要的促进作用。在远洋航行途中死亡的水手减少了，船只配备人员和运输货物的费用也就大幅下降了。挣脱坏血病的束缚之后，全球贸易在整个 19 世纪持续扩张，并助推了工业革命。过去的几个世纪里，对现实的查问受困于医学的基础理论；而这个阶段，医学推理正逐步从这一轨道走出，世界各地成千上万的生命得到拯救。坏血病被打败，船只在海上的续航时间随之延长，这是英国主导下的 19 世纪全球贸易与交通网络的基石。

　　若非海员健康状况得到改善，纳尔逊时代的其他诸多技术进步，例如标准化信号、船壳包铜，以及应用精密海军计时器计算经度，都将难有用武之地。布兰写道，"如果没有柠檬汁"，这些"增益人类才智并对我们生活的时代与国家尤其有利的先进技术，将在相当程度上失去意义"。精确的经度计算也能提升船只在海上逗留的能力，可如果水手因此罹患坏血病，最终灰飞烟灭，再精确的计算有什么价值？如果水手的健康状况难以胜任工作，能在更长的航线上运输更多货物的巨型商船又有什么意义？对坏血病的征服，固然不是英国击败拿破仑或走上全球贸易扩张和大国崛起道路的唯一因素。各种复杂因素交织在一起，共同将 19 世纪的英国推上领先地位，其中包括地理、自然资源、税收政策、政治治理和经济等。历史学家已经开展过细致的研究，也留下了丰硕的成果。然而，战胜坏血病作为这些成就的基础，并未得到应有的重视。历史学家 S. R. 迪克曼（S. R. Dickman）曾提出："可以说，大英帝国是从柑橘的种子里萌发出来的。"要知道，帝国的繁荣要在很大程度

上指望舰队的作战效能，你很难不同意迪克曼的话。坏血病一度是
广泛流行于英国皇家海军中的职业病，后来更影响到全世界的水
手。对坏血病的征服是一系列连锁事件的重要纽带，正是这些事件
形成了我们所知道的世界。

# 尾声：拨云见日终有时

林德和库克都没能亲眼见证坏血病问题的解决给皇家海军带来的巨大利益。虽然库克在自己的舰船上有效遏制了坏血病，但他仅仅留下一份含糊其词的报告就撒手人寰了，这份报告还被普林格尔用来推广一种流行却没什么用的疗法，正是这一疗法在美国独立战争期间给英国皇家海军制造了大麻烦。尽管如此，常有人错误地认为是库克战胜了坏血病，而对林德的评价并不总是正面的。终其一生，林德都是个默默无闻的人，大概也不怎么受人重视——他没获得过任何国家荣誉，也从未当选皇家学会会员。除了少数睿智的追随者，他几乎遭到所有人的忽视和遗忘。然而到20世纪中叶，他又被尊为海军卫生学的奠基人，有些作者声称他独立解决了坏血病问题，并且理解了柑橘类水果能充当坏血病良药的机理，可他显然没有。现在，对他的人格和成就更客观的叙述既凸显了他的成功，也不避讳他的失败，不能因为这些瑕疵而低估他为解开坏血病的疑团所做出的整体贡献。他赖以从事理论研究、发表观点的大气候过于错综复杂，更新气象所需的付出远远超出一个人的能力范围。他的观点明显不受欢迎，并且与主流观念相悖，可他依旧坚持不懈地倡导，这正是他正直和坚定的体现。如果没有林德的基础性工作，没有库克在太平洋上取得的振奋人心的成功，也就不会有布兰为根除这种疾病所做的努力。

在布兰帮助皇家海军摆脱坏血病半个多世纪以后，以及他去世几十年之后，坏血病又一次在欧洲现身，人们尚未彻底理解这种疾病。19 世纪中叶的英国海军中，西印度群岛的英国种植园出产的酸橙取代了来自地中海的柠檬，因为英国能安全地掌控这种柑橘果汁来源。东印度公司商船的水手常常借助风和墨西哥湾流的力量横跨大西洋、踏上归途，由于他们要在西印度群岛采购数量惊人的酸橙，因而以"酸橙榨汁机"闻名于世。（1854 年，《商船法案》规定所有私人船只上的英国水手都应得到抗坏血病物资，这通常指酸橙汁。）后来，"英国佬"（Limeys）[1] 干脆成了全体英国人的绰号。然而，西印度群岛的酸橙作为维生素 C 来源，远逊于地中海的柠檬，尽管这一点直到 20 世纪才为人知晓。酸橙的维生素 C 含量，仅相当于橙子或柠檬的 1/3。

到 19 世纪中叶，酸橙汁被大批量地生产出来。这些果汁不仅要满足英国皇家海军和商业航海的需求，还要向美洲和欧洲大陆出

[1]　"Limey" 一词源于 "Lime"，即酸橙。

口。然而果汁生产并未受到严格管理，有的产品在储存罐中存放太久，有的长期暴露在高温环境下，还有的在灌装工序中接触了铜制管道，这些劣质批次时常有机会流入市场。当时，酸橙和柠檬作为原料是可以互相替换的，人们无法得知某一批果汁是柠檬汁还是预防效果差一些的酸橙汁。在缺乏新鲜食物的情况下，单凭每天 3/4 盎司的柠檬汁配给对坏血病几乎没有预防作用，而酸橙汁的效力仅相当于柠檬汁的 1/3 或更少（取决于制作工序），若用酸橙替代柠檬，坏血病铁定将在漫长的航海或探险中卷土重来。

在 19 世纪 50 年代中期的克里米亚战争中，法军与英国、土耳其联合起来对俄作战，坏血病让法军损失惨重。几次极地探险中也有这种疾病的身影，显而易见，它也曾对从非洲开往美洲的贩奴船上的奴隶大开杀戒。尽管在缺失准确的医疗报告的情况下，想要将坏血病的症状与结核病、黄热病、感染，甚至疟疾等其他疾病区分开来是不可能的，在运送成千上万名英国罪犯前往澳大利亚的船只上，坏血病照样十分常见。直到 20 世纪，坏血病仍会出现在食品供应短缺的监狱和战俘营。1861—1865 年的美国内战期间，它在部队中流行。在 1848—1850 年的加利福尼亚州淘金热中，它泛滥成灾。19 世纪末，新流行的瓶装炼乳取代了母乳喂养，燕麦片和其他捣烂的谷物成为婴儿断奶后的食物，这使得欧美富裕家庭的婴儿陷入坏血病的旋涡。炼乳不含维生素 C，而坏血病的症状又常被误诊为佝偻病。19世纪发生在陆上的坏血病与风帆时代的坏血病的主要差异在于，这些后来发生的事件均没有对全球进程产生任何重大影响。况且，尽管防治物资可能一时无法取得，但它早已人尽皆知。不过，当这种疾病又一次回归人们的视线中，随着理论家、研究人员和医生为更加明确地定义它而开始新一轮的努力，一些有趣的争论和问题出现了。坏血病的历次暴发都在激励着人们提出关于其背后致病因的新理论：蛋白质摄入不足、缺钾、细菌感染、血液酸度过高、罐装肉类造成的食物中毒、灭菌奶中的热量过高、肠道堵塞造成的自体中毒等。尽管坏血病不再是一个彻头彻尾的神秘杀手，但它尚未被完全理解——事实上，19世纪的技术不可能真正理解这种疾病的实质。没完没了的争论直到20世纪初才告一段落，营养学领域的新发现提示人们，可能是某种消极因素造成了坏血病——它的病因是缺乏某种物质。

随着化学取得进步、科学方法日趋严谨，人们可以轻而易举地证实或驳倒某个理论。1907—1912年，挪威的两名科研人员阿克塞尔·霍尔斯特（Axel Holst）和西奥多·弗勒利克（Theodore Frolich）发现，以谷物饲养的豚鼠出现了类似坏血病的症状，并在不久后死亡。他们表示，当豚鼠得到新鲜蔬菜和水果——能防治人类坏血病的食物——它们的症状就不见了。这是一项非凡的成就：他们证明了坏血病可由饮食引起，亦可由饮食治愈。由于几乎所有动物都能自体合成维生素 C，进而免受坏血病的侵袭，因此霍尔斯特和弗勒利克选用豚鼠是非常幸运的，合适的实验动物大大加快了从新鲜食物和柑橘果汁中提取活性抗坏血病物质的进程。

第一次世界大战之后，坏血病及其复杂的化学机制吸引了大量研究者的关注。然而直到 1932 年，活性抗坏血病化合物才由剑桥大学的匈牙利科学家艾伯特·圣乔其（Albert Szent-Gyorgyi）成功分离了出来，他将其命名为己糖醛酸，后来又参照"抗坏血病"一词将它改名为"抗坏血酸"。1933 年，塔德乌什·赖希斯坦（Tade-us Reichstein）领导的瑞士团队和诺曼·霍沃思爵士（Norman Haworth）领导的英国团队竞相开展工作，试图理解并揭示这种酸的分子结构，他们双双取得成功。1937 年，圣乔其获颁诺贝尔生理学或医学奖，诺曼·霍沃思爵士获颁诺贝尔化学奖，围绕维生素 C 展开的工作是他们获奖的原因之一。赖希斯坦发明了这种酸的商业合成方法，至此，维生素 C 成为一种常见的食品添加剂，易于获得且价格低廉。

知识和技术已经携起手来，将坏血病赶出了世界上大部分地区的日常生活。人工合成的维生素 C 比比皆是，冷藏和罐装技术能将食物保存数月，甚至数年之久。尽管合成维生素 C 以及维生素 C 强化食品唾手可得，但坏血病将始终伴随我们左右，因为它不是一种可借助接种疫苗预防的疾病。不论时间地点，只要饮食中的维生素 C 含量不足，坏血病就会出现。全球仍有数十万人时常受到坏血病的侵袭——在旱灾或旱季、雨季期间，在战争或自然灾害中断食品供应后，以及在难民营之中。在发生饥馑的地方，坏血病就会成为少数几种流行的营养缺乏症之一。即使在富有的西方发达国家，坏血病也会降临在膳食严重失衡或偏爱垃圾食品的人群中。

不过，在拿破仑 1815 年战败以后，坏血病再也没能成为影响全球历史的关键因素。法国与英国在拿破仑战争期间的碰撞是坏血病影响世界事务的高潮，那时，这种疾病有可能削弱海军的战力，对国家的存亡有着举足轻重的意义。19 世纪中叶，随着蒸汽动力将水手从飘忽不定的风和追逐有利海流的漫漫迂回路中解放出来，船只离港航行的时间大大缩短，坏血病作为水手的职业病永远退出了历史舞台。

寻找坏血病治疗手段的故事古怪又离奇，而找到一个看似如此简单的治疗方案竟耗费了这么长的时间，许多历史学家对此发表了自己的见解。"坏血病的历史上最令人困惑不解的一个方面，"J. J. 基维尔（J. J. Keevil）在 1957 年写道，"或许体现为同一种疗法曾被重复地发现，却因为关于其作用机制的错误理论，或某些非预料因素给死亡病例提供了更优的解释，而再度遭到抛弃。" 1985 年，

K. J. 卡彭特阐述了医学理论家和学者是如何对一种曾被普遍接受的实用疗法横加阻挠的。"这是个发人深省的故事，"他写道，"经过对各种科学新概念和新假设的运用和尝试之后，最终的解决方案脱胎于对理论的拒斥和对此前几个世纪的实践经验的回归。"1936年，F. M. R. 沃尔什（F. M. R. Walshe）写道："对于一种比敌人的枪炮还要凶残的事物，海军部的大臣十分关切，在尊重所有军事单位卫生特点的基础上，他们仅用 40 年就采纳了林德的建议。"仅用40 年！在那段时间里，成千上万的生命不复存在，更何况林德制作浓缩果汁的方法也并非十全十美。考虑到 18 世纪的大部分时间里，英国海军部一贯漠视卫生问题，最终消灭坏血病的道路也蜿蜒崎岖、艰苦卓绝，沃尔什的言论似乎带有相当程度的讽刺意味。然而，或许他的确是认真的。毕竟，法国和西班牙海军没能解决这一问题，尽管他们获取柠檬相对容易，而且有着同样紧迫的国防和军事征服动机。

不过，吉尔伯特·布兰的阐述显示出一种超越战争和民族主义语境的永恒智慧。他的真知灼见，对于人类事业的诸多方面和社会整体的确都有着指导意义。他写下这些文字时，距离去世不过 10年，坏血病在那时候早已不再是皇家海军的大麻烦了。1795 年，在柠檬汁日常配给制被引入之后，坏血病得到根除，对此布兰表示："在人类事务的全部疆域中，恐怕都难以找到更好的例证，来说明先进知识的实践价值在增益人类重大利益方面的意义。科学在带来助益的同时，也为实用的技艺赋予了优雅和尊严。再没有其他例子能更雄辩地声援这句格言——人道，与人世间其他一切美德一样，是最佳的政策。"

# 附录：风帆时代常见食品维生素 C 含量

| 食品 | 每 100 克该食品的维生素 C 含量/毫克 |
|---|---|
| **水果** | |
| 柠檬汁 | 50—80 |
| 浓缩柠檬汁（新鲜） | 240 |
| 浓缩柠檬汁（储存一个月） | 60 |
| 橙汁 | 50—80 |
| 普通橙子 | 50 |
| 酸橙汁 | 20—30 |
| 柚子 | 37—50 |
| 木瓜 | 30—120 |
| 桃子 | <10 |
| 杧果 | 10—50 |
| 菠萝 | 20—60 |
| 草莓 | 40—90 |
| 苹果 | ≤10 |
| 苹果酒 | 微量 |

| | |
|---|---|
| 黑莓 | 15 |
| 葡萄 | <10 |
| 香蕉 | <10 |
| 醋栗 | 50—65 |

**蔬菜与谷物**

| | |
|---|---|
| 洋葱（生） | 5—32 |
| 洋葱（熟） | 2—3 |
| 德式酸菜（储存一个月） | 10 |
| 欧芹 | 140 |
| 辣根菜（或辣根菜油） | 50—200 |
| 干豌豆 | 微量 |
| 松针 | 30—270 |
| 松针（新炮制） | 14—100 |
| 松针（发酵或长期储存） | <0.5 |
| 菠菜 | 50—90 |
| 土豆（生） | 10—30 |
| 土豆（熟） | 5—15 |
| 生菜 | 6—18 |
| 花椰菜 | 70—80 |
| 西蓝花 | 90—150 |

| | |
|---|---|
| 胡萝卜 | ≤10 |
| 番茄 | 10—40 |
| 大米 | 0 |
| 新鲜面包 | 0 |
| 谷物 | 0 |

**肉类**

| | |
|---|---|
| 肉类（新鲜） | 微量 |
| 肉类（熟） | 0 |
| 肝脏 | 10—40 |
| 肾脏 | 10—40 |
| 其他 | |
| 糖 | 0 |
| 醋 | 0 |
| 咖啡 | 0 |
| 酒类 | 0 |
| 糖浆 | 0 |
| 牛奶 | 0 |
| 麦芽（或麦芽汁） | 0 或微量 |

（数据来源：Hughes，1951；Lloyd & Coulter，1961；Carpenter，1986；Cuppage，1994）

# 大事年表

1492　　　克里斯托弗·哥伦布从西班牙出发，首次横渡大西洋来到加勒比海地区，地理发现和风帆时代由此开始。

1497—98　葡萄牙船长瓦斯科·达·伽马在绕行好望角期间，首次留下了远洋航海途中暴发坏血病的记录。

1519—22　费迪南·麦哲伦的探险队在初次环球航行期间，受坏血病影响损失惨重。

1534—35　法国探险家雅克·卡蒂埃和他的船员在圣劳伦斯河畔过冬时染上了坏血病，在易洛魁人的帮助下，他们逃出生天。

1577　　　弗朗西斯·德雷克记载了自己在航海生涯中经历的一场坏血病。

1586　　　托马斯·卡文迪什宣称坏血病的病因是"血液和肝脏感染"。

| 1588 | 在试图入侵英国期间，西班牙无敌舰队遭到坏血病袭击，入侵计划也就此流产。 |
| 1591 | 约翰·戴维斯率队远征南太平洋，并在麦哲伦海峡遭遇坏血病。 |
| 1593 | 理查德·霍金斯爵士利用柠檬"治疗"坏血病，这是关于该疗法的最早记录。 |
| 1601 | 在东印度公司的第一次远航中，詹姆斯·兰开斯特成功控制了红龙号上流行的坏血病。 |
| 1605 | 法国海军军医莱斯加波将坏血病归咎于糟糕的饮食。 |
| 17 世纪初— | |
| 17 世纪 30 年代 | 被称作"柠檬水"的果汁成为东印度公司远洋船只上通行的坏血病预防物资。荷兰东印度公司的水手能享用定量配给的柑橘果汁，还在船上开辟了菜园。 |
| 17 世纪 30 年代 | 东印度公司不再配发柑橘果汁，而是代之以酸角和硫酸。随着有效疗法被抛弃，水手们死伤惨重。 |
| 1668—1738 | 荷兰名医赫尔曼·布尔哈弗认为坏血病系人体体液失衡所致。 |

| | |
|---|---|
| 1716 | 詹姆斯·林德出生。 |
| 18 世纪 30 年代 | 约翰·弗里德里希·巴赫斯特罗姆宣称坏血病是一种营养缺乏症，可用新鲜蔬菜和水果治疗。由于这番言论与流行的理论相悖，他没有受到重视。 |
| 1736 | 英国海军军医威廉·科伯恩表示，坏血病的起因是懒惰阻碍了人体消化功能。 |
| 1739—41 | 英国与西班牙爆发詹金斯的耳朵战争，林德进入皇家海军服役。 |
| 1740—44 | 乔治·安森准将完成环球航行并从菲律宾俘获了满载财宝的西班牙大帆船。追随他出海的 2000 人当中有超过 90% 的人死于坏血病，幸免于难的只有大约 200 人，惨痛的损失在英国开启了坏血病研究的黄金时代。 |
| 1747 | 在位于英吉利海峡的军舰索尔兹伯里号上，林德开展了医学史上的第一次对照实验，并确认柑橘果汁对坏血病"相当有效"。 |
| 1749 | 吉尔伯特·布兰出生。 |
| 1751 | 乔治·安森爵士出任海军大臣。 |
| 1753 | 林德发表《论坏血病》并将其呈送给安森阁下， |

但该书没有引起重视。皇家海军命令全体舰艇配备沃德滴剂和药丸作为抗坏血病物资，这是一种强力泻药。安东尼·阿丁顿发表了《论海洋坏血病》，他提倡利用海水和放血疗法医治该病。

1755    查尔斯·比塞特《论坏血病》出版，他推荐的抗坏血病药物是酒类、糖和大米。

1757    林德《论保护海员健康的最有效方法》和《论坏血病》的第二版出版。

1758    林德被任命为哈斯勒医院的负责人。

1762    乔治·安森爵士去世，林德失去了来自海军部内部的支持。

1764    戴维·麦克布赖德出版了《实验论集》的首个版本，他在书中推荐使用麦芽汁抵御坏血病。

1766    塞缪尔·沃利斯的太平洋探险队在塔希提岛遭到坏血病袭击，未能进行有效的抗坏血病实验。

1766—69  路易·安托万·德·布干维尔前往塔希提岛，并在太平洋上罹患坏血病。

1768    林德发表《论欧洲人在炎热气候中易发的疾病》。

| | |
|---|---|
| 1768—71 | 詹姆斯·库克上尉第一次率队出海探险并挫败了坏血病，但他无法确定哪种疗法最为奏效。 |
| 1772 | 与柑橘果汁相比，皇家学会会长约翰·普林格尔爵士更支持麦芽汁。同年，林德《论坏血病》第三版出版。 |
| 1772—75 | 库克第二次远洋航行，他倾向于认为麦芽汁是最佳的抗坏血病药物。 |
| 1775—83 | 美国独立战争。 |
| 1776—81 | 库克第三次远洋航行。 |
| 1778 | 法国加入北美殖民地阵营；坏血病成为皇家海军的心腹大患；约瑟夫·班克斯接替约翰·普林格尔爵士出任皇家学会会长。 |
| 1779 | 库克在夏威夷遇难；一支法国和西班牙联合舰队受坏血病困扰，未能成功入侵英国。 |
| 1780 | 吉尔伯特·布兰《简述保护海员健康的最有效方法》出版，同年他成为罗德尼上将麾下西印度舰队的舰队医师。 |
| 1781 | 法国舰队缠住了英国舰队，致使后者无法为陆军提供支持，孤立无援的康华里在约克镇战役后向华盛顿投降。 |

| 1783 | 林德不再担任哈斯勒医院负责人的职务，并在67岁退休。 |
|------|------|
| 1793—1815 | 英国皇家海军对法国港口的封锁几乎贯穿了法国大革命和拿破仑战争，此举阻止了拿破仑大军对英国的入侵计划。 |
| 1794 | 年事已高的英国水手威廉·哈钦森宣称盐渍食品是坏血病的根源，每天喝一杯茶即可治愈；同年，詹姆斯·林德逝世。 |
| 1795 | 吉尔伯特·布兰爵士说服英国海军部将柠檬汁作为日常补给发给全体水手，这一政策基本消灭了海军舰艇上的坏血病。 |
| 1797 | 拿破仑开始在法国北部修造用于入侵英国的驳船。 |
| 1799 | 拿破仑成为法国的主宰，他对欧洲产生了巨大影响。 |
| 1804 | 拿破仑加冕称帝。 |
| 1805 | 特拉法尔加战役巩固了皇家海军海上封锁的成果，封锁战略使拿破仑的海军无法控制英吉利海峡，更不可能入侵英国。 |
| 1808 | 美国海军开始在长途航行中配发柠檬汁。 |

| | |
|---|---|
| 1834 | 吉尔伯特·布兰爵士逝世。 |
| 19世纪40年代 | 坏血病在克里米亚战争期间暴发,法军遭受了格外惨重的损失。 |
| 1847 | 坏血病在爱尔兰土豆饥荒期间出现。 |
| 1849 | 坏血病在加利福尼亚州淘金热中出现。 |
| 1867 | 苏格兰商人劳克伦·罗斯将名为"罗斯酸橙果汁饮品"的加甜酸橙汁投向市场,这是世界上第一款软饮料。 |
| 1883 | 托马斯·巴洛首先介绍了婴儿坏血病。 |
| 1907—12 | 阿克塞尔·霍尔斯特和西奥多·弗勒利克在实验中让豚鼠患上坏血病。 |
| 1912 | 伦敦李斯特研究所的卡西米尔·芬克(Casimer Funk)创造了"维生素"一词,以描述食物中的重要营养成分。 |
| 1932 | 艾伯特·圣乔其率先分离出维生素C。 |
| 1933 | 为实现维生素C的人工合成,瑞士和英国的科研团队分别独立破解了它的分子结构。 |

# 延伸阅读

由于这是一本通俗读物而非学术专著，我选择不在正文中加入注释。以下，我逐章列出了各个部分使用的主要资料，尤其是对有意进一步了解某一特定主题的读者有益的资料。对于重要的专门性与综合性参考资料，一份完整的文献目录已经附后，主要贡献者也已在目录中注明。

### 第一章 坏血病的时代：18 世纪的航海世界

有这几本讲述水手生活的读物饶有趣味：帕特里克·奥布赖恩（Patrick O'Brien）的《战舰：纳尔逊时期的海军生活》（*Men-of-War: Life in Nelson's Navy*），以及克里斯托弗·劳埃德（Christopher Lloyd）编著的《海员的健康：詹姆斯·林德、吉尔伯特·布兰及托马斯·特罗特文选》（*The Health of Seamen: Selections from the Works of Dr James Lind, Sir Gilbert Blane and Dr Thomas Trotter*）所收录的《论保护皇家海军海员健康的最有效方法》，作者是吉尔伯特·布兰。休·谢泼德（Sue Shephard）的《腌渍、密封、装罐：保存食物的故事》（*Pickled, Potted and Canned: The Story of Food Preserving*）

是探讨风帆时代海上饮食最有意思的书籍之一，N. A. M. 罗杰（N. A. M. Rodger）的《木制的世界：乔治王时代海军剖析》（*The Wooden World：An Anatomy of the Georgian Navy*）也值得一读。涉足风帆时代海军生活细节的其他书籍还有很多，在一间馆藏丰富的图书馆检索一番应该就能发现几本。

### 第二章　坏血病：海上的瘟神

在约翰·J. 基维尔的巨著《医学与海军》第二卷中，我们能找到一份关于早期坏血病袭击事件注释详备的总结，相关航海活动的时间可上溯至 16 世纪。R. 哈克卢特（R. Hakluyt）的《英国主要航海、航行、交通和地理发现》（*Principal Navigations Voyages Traffiques and Discoveries of the English Nation*）收录了大量有关英国早期海上探险活动的第一手资料。哈克卢特学会（Hakluyt Society）多种多样的出版物重印、编辑（以及翻译）了早期远洋探险或贸易最值得注意的资料，从弗朗西斯·德雷克到弗朗索瓦·皮拉德，再到雅克·卡蒂埃。林德的著作也列出了他发现的暴发过坏血病的所有航次，并援引了历史上的航海日志。

对于理解维生素 C 的化学性质，以及人体在高度紧张的海上生活条件下对维生素 C 更高的消耗速率，K. J. 卡彭特的《坏血病与维生素 C 的历史》格外有帮助。

### 第三章　南太平洋的惨祸与胜利：安森勋爵的苦旅

安森的远洋航行得到了完备的记录。新近记述中最佳的一部是格林·威廉斯（Glyn Williams）的《四大洋的犒赏：安森准将的勇敢远航与西班牙宝船的成功俘获》（*Prize of All the Oceans：Commodore Anson's Daring Voyage and the Triumphant Capture of the Spanish Treasure Galleon*）。安森本人对这段航行的记述《环球航行记》（*A Voyage Round the World in the Years 1740，41，42，43，44*），以及菲利普·索马里兹上尉的日记也十分生动有趣。

### 第四章　镜花水月：求索良药的开端

有关东印度公司商人早期航海活动的信息包括理查德·霍金斯的《1593 年南太平洋航海记》（*Voyage into the South Sea，in the Year 1593*）和詹姆斯·兰开斯特的《詹姆斯·兰开斯特巴西及东印度群岛航海记》（*Voyage of James Lancaster to Brazil and the East Indies*），均由哈克卢特学会重印。17 世纪的东印度公司发现一种坏血病疗法却得而复失，此事有诸多翔实的介绍，其中之一是卡尔·沃格尔（Karl Vogel）发表于《纽约医学研究院院刊》（*New York Academy of Medicine*）上的论文《坏血病：海上瘟神和水手之劫》（*Scurvy：The Plague of the Sea and the Spoyle of Mariners*）。

林德的著作总结了许多关于坏血病成因的早期理论，包括巴赫斯特罗姆和布尔哈弗的理论，而诸如埃尔温·H. 阿克尔克内希特

（Erwin H. Ackerknecht）的《医学简史》（*Short History of Medicine*）这样的医学史入门书籍则能将四体液说略嫌复杂的逻辑解释明白。劳埃德和库尔特的《医学与海军》第三卷着重介绍了 18 世纪医学界给皇家海军的一些古怪建议。还可参见卡彭特的《坏血病与维生素 C 的历史》，这是极好的通识性资料，还有弗朗西斯科·格拉（Francisco Guerra）发表于《欧洲科学史学会杂志》（*Centaurus*）的文章《拉丁美洲对坏血病历史的贡献》（*Hispanic-American Contribution to the History of Scurvy*）。

### 第五章　预防为主：詹姆斯·林德与索尔兹伯里号的实验

尽管时间有点久，但路易斯·H. 罗迪斯（Louis H. Roddis）出版于 1950 年的传记《詹姆斯·林德：航海医学的创立者》（*James Lind: Founder of Nautical Medicine*）依然是对林德生平最翔实的总结。而林德的著作，则再次充当了有关他的开创性实验、18 世纪医学思想概貌，以及他本人的哲思与推断的信息源。米克尔约翰发表在《医学史杂志》上的《詹姆斯·林德博士：诡异的籍籍无名》（*The Curious Obscurity of Dr James Lind*）探讨了林德与两位颇具影响的同行——安东尼·阿丁顿和查尔斯·比塞特——之间的恩怨。

### 第六章　解开绳结：浓缩果汁、麦芽汁与海上实验

林德的著作于 1953 年再版，该版本收录了编辑和其他林德研究者增补的论文，其中有宝贵的人物生平和技术性信息。里面还有

一封林德请辞爱丁堡皇家内科医师学院财务主管职务的信件，有关哈斯勒医院工作的大部分信息源于这封信。

通过休斯在《医学史》杂志发表的《詹姆斯·林德与坏血病疗法：一条实验性路径》（*James Lind and the Cure for Scurvy：An Experimental Approach*）一文，我们能找到对林德推荐的一些坏血病疗法有效性的探讨，包括他的柑橘浓缩果汁。劳埃德和库尔特《医学与海军》第三卷、詹姆斯·瓦特爵士的《库克远航的医学面相及其意义》[*Medical Aspects and Consequences of Cook's Voyages*，见罗宾·费希尔（Robin Fisher）、休·约翰逊（Hugh Johnson）编著的《詹姆斯·库克船长和他的时代》（*Captain James Cook and His Times*）] 和《科学年鉴》（*Annals of Science*）所刊多罗西娅·韦利·辛格（Dorothea Waley Singer）的《约翰·普林格尔爵士和他的圈子》（*Sir John Pringle and His Circle*），以及其他几种综合性资料，讨论了普林格尔和麦克布赖德的理论。

### 第七章　老船长：詹姆斯·库克在太平洋

库克长达十年的发现之旅是探险历史上最伟大的传奇故事之一。本书介绍的，仅仅是这些冒险故事最简要的轮廓，因为它们与坏血病有关。质量上乘的詹姆斯·库克传记不少，不过比格尔霍尔（Beaglehole）注解详尽的文章和传记应当作为一切严肃的延伸阅读的基础。罗宾·费希尔和休·约翰逊编著的《詹姆斯·库克船长和他的时代》收录了顶尖学者的论文，是一部优秀而多样的库克资料选集。晚些时候出版的《蓝色航迹：追寻库克船长之旅》（*Blue Latitudes：Boldly Going Where Captain Cook Has Gone Before*）是一本引人入胜的现代游记，它跟随库克的航迹并提出了关于其个人性格和形象的深刻见解。

### 第八章　大人物：吉尔伯特·布兰与西印度舰队

尽管吉尔伯特·布兰爵士的传记付之阙如，但起码还有多篇文章为他的生平勾勒出基本的轮廓。以下两篇是不错的起点：一篇是 A. W. 比斯利（A. W. Beasely）发表在《英格兰皇家外科医师学院年鉴》（*Annals of the Royal College of Surgeons of England*）上的论文，另一篇是 J. S. 泰勒（J. S. Taylor）发表于《美国海军医学学报》（*United States Naval Medicine Bulletin*）的论文《海军卫生学的创立者：林德、特罗特与布兰》（*Founders of Naval Hygiene：Lind，Trotter，and Blane*）。

布兰本人的著述（《简述保护海员健康的最有效方法》和《对海员疾病的观察》，收录于劳埃德的《海员的健康：詹姆斯·林德、吉尔伯特·布兰及托马斯·特罗特文选》）也颇具启发性，为英国西印度舰队罹患坏血病和其他疾病的情况提供了充实的论证和详细的数据。关于美国独立战争期间英国海峡舰队可怕境遇的细节，可参考劳埃德和库尔特的《医学与海军》第三卷。关于麦芽汁与柑橘浓缩果汁之争的基本资料，可参考詹姆斯·瓦特爵士的《库克远航的医学面相及其意义》和比格尔霍尔注释版的库克及班克斯的日志。关于18世纪末和美国独立战争期间海军战略的书籍为数不少；保罗·肯尼迪的《英国海上霸权的兴衰》就是很好的材料，理查德·哈丁的《1650—1830年间的海上力量与海战》也不错。

### 第九章　封锁：坏血病与拿破仑的双双败退

关于拿破仑时代的海上封锁，哈丁的《海上力量与海战》是众多优质的综合性信息源之一。关于纳尔逊的生平与功绩，劳埃德的《纳尔逊与海权》（*Nelson and Sea Power*）涵盖了出色又扼要的梗概（纳尔逊的传记足有几十种）。多种综合性读物事无巨细地记述了纳尔逊时代的海战和海军战略，其中可能包括一系列令人眼花缭乱的战斗和战术细节，这超出了本书的关注范围（如风和海流的影响、各类火炮和射击技术的比较，以及对航行风格和国家整体海军战略差异的分析）。风帆时代鼎盛时期的海战极其复杂，多数情况下都难以理解，它的焦点是获取"天气预判"或预测敌人对风和海流的反应一类的事。这里展示的只是一场战斗结局的已知细节，并非对指挥官的行动或天气因素如何影响战斗结果的解释。由于精确的记录往往缺失，就连分析诸如坏血病等疾病对作战和航行能力的具体影响也十分困难。不过，赫德利·保罗·威尔莫特（Hedley Paul Willmott）的《海战：武器、战术与战略》（*Sea Warfare：Weapons，Tactics and*

*Strategy*）或布赖恩·滕斯托尔（Brian Tunstall）的《风帆时代的海战：作战技术的演进 1680—1815》（*Naval Warfare in the Age of Sail：The Evolution of Fighting Tactics* 1680-1815）是很好的研究起点。

劳埃德和库尔特在《医学与海军》第三卷中细致披露了皇家海军 1795 年后分发柠檬果汁的数量，布兰则在《对海员疾病的观察》中提供了法国大革命和拿破仑战争期间坏血病暴发的统计数据，以及 1795 年后坏血病明显消退的数据和轶闻。保罗·肯尼迪的《大国的兴衰》（*Rise and Fall of the Great Powers*）经对比英国皇家海军与法国和西班牙海军，概述了助力英国一跃成为 19 世纪头号海军强国和世界强权的经济社会条件。人们围绕这个话题写了很多东西，一间好的图书馆一定藏有几种讨论大英帝国崛起的资料。

**尾声：拨云见日终有时**

关于坏血病在拿破仑战争之后的卷土重来，卡彭特的《坏血病与维生素 C 的历史》有详尽叙述，该书重点介绍了在几场特定的坏血病暴发后冒头的多种各不相同的理论。它还讲述了 20 世纪早期的化学家们多少有些令人费解的故事。关于抗坏血酸的化学史和极地探险中发生坏血病的讨论，可参考林德著作 1953 年版中的学术论文。休·谢泼德的《腌渍、密封、装罐：保存食物的故事》探讨了 19 世纪的罐装革命和炼乳的问题。